瞑想で愛の人になる

ヒマラヤ大聖者のシンプルな智慧

相 川 圭 子

幻冬舎文庫

瞑想で愛の人になる

ヒマラヤ大聖者のシンプルな智慧

ヨグマタ 相川圭子

目次

エゴのエネルギーを浄める

瞑想による気づき

瞑想は再生・脱皮である

ヒマラヤ・シッダー瞑想を通して平和で豊かな人になる

自分をコントロールできる人になる

2 ヒマラヤ・シッダー瞑想は仕事を成功へと導く

すべてを捨てることで得られるもの

自分の成長がよい人間関係を築く

あなたが悩めばまわりも悩む

あなたの瞑想が周囲を変えていく

自分の心の状態をゼロにもどす

無限のクリエイティブなパワーを

瞑想するしないで仕事の成果は大きく違う

第2章 瞑想を実践する

2 瞑想で得られるもの

第3章　サマディへ至る道　151

第4章 真の生き方をめざす

2

ほんとうに「生きる」ということ

ヨガは性格を明るくする
執着は重い荷物と同じ
深い決意は思いを実現させる
修行の中核は感謝すること
カルマが浄化されて自由になる
内側の環境を整えなければ幸福はこない
ジャッジしないで信頼する
自分にとって何が一番大切なのかを知る
よいエネルギーを流すために
知識さえあれば、という考えはまちがっている
人の価値は仕事のみで決まるものではない

はじめに

◉魂の平和を求めて

　人生にはいろいろな生き方や感じ方があり、それぞれの人がその人の運命によって生きています。何かの発見をして楽しんでいる人もいれば、退屈している人、仕事に、人間関係に悩んでいる人、病気と闘っている人もいます。人は、いろいろなことにぶつかりながら、幸福になるために、成長するために、何かを探し求めています。

　また、日々、生きるために働き、生活に豊かさを求め、一所懸命働いています。そしてときどき、癒しのために旅行をしたり、おいしいものを食べたりして、生活に変化をもたせています。

　そうした生き方について、あれこれ思い惑いながらも、衣食住を豊かにする毎日を送り、それなりに満足して、人生とはこんなものであると納得して生きている人がいます。また、もっと苦しみから解放されたい、よいことをしたい、成功を得たいと願い、未来への希望をもって生きている人もいます。常に外からの情報で学びをいただき、刺激を得て、成長意欲をそそられ、進んでいる人もいます。

そのように生きるなかで、ときにさまざまな変化や問題が起きます。そして心配事や不安、悲しみ、あるいは疑いや恨み、嫉妬や怒りなどを抱えたとき、人はとても苦しいと感じます。残念なことに、そうした苦しみは人の生命力を消耗させ、細胞を収縮させます。血液も流れにくくなり、やがて硬くなり、神経が疲れ、いろいろな病気となってあらわれてしまうのです。

しかも、それらは心をも硬くし、人を頑固(がんこ)者に変えていきます。

◉苦しみはどこから来るのか

私たちにはさまざまな環境や縁により、いろいろな出会いがあります。そうした出会いから、つらいと思えること、苦しいように感じられることも生じます。そして、誰もがそれらの苦しみは外からやってくるように思います。自分のことには気づくことができず、外から障害がやってくるように思うものです。しかし、実のところ、それを引き寄せ、受け取って苦しむのは、内側の心なのです。

ひと言でいえば、人の体の感覚や、遠い過去からのさまざまな心の体験や思いからの記憶のこだわりが原因となって反応し、苦しみや葛藤をみずからつくり出しているのです。

心はいったい、どのようなしくみなのでしょうか。

心をよく見ていきますと、欲望や苦しみでいっぱいになった心が、あたかも波立つ海と化しています。しかし、私たちの心や体の奥深くには、深い海のような無限の静けさと愛があります。すべてのものは、その静けさから生み出されていきます。そこには大きな生命の力があり、神秘の力があります。

限りない神秘の力は、人々に深い気づきをもたらし、すべての苦しみを溶かしていきます。そして、私たちを純粋で幸福そのものの姿に変えるものです。それは、すべてを創り出す源からの力であり、心身を超えたところにある力です。

しかし、あなたは、そのことを知らないし、聞いたとしても、にわかには信じられないのです。

ふつうに考えればその通りなのですが、それは、ある実践によって可能になります。それが本書で紹介するヒマラヤの恩恵、ヒマラヤ・シッダー秘教の教えです。

意識の変容と超越は、今、一般的には不可能とされています。それは心と体を深く浄化し、深いバランスをとり、気づきを促し、無限の静けさに導き、成長を助け、進化していく道です。真の成功と悟りをもたらす、真のサマディという究極の意識に向かう道なのです。しかし本来は、誰もが容易に出会える道ではありません。

私はヒマラヤへ行き、ヒマラヤの恩恵に出会い、人の生きるほんとうの目的を知りました。ヒマラヤの恩恵である深い愛、つまり祝福は、日本であろうとインドであろうと、あらゆる国の境界を超えて降り注がれます。

その限りない愛は、太陽のようにすべてを包み込み、そのぬくもりと光で満たしていきます。それを信頼することで、人は、神秘の力を得て再誕し、躍動していきます。

あなたは限りない光に包まれ、活き活きと成長していくことができるのです。

光は聖なるエネルギーとなり、あなたのなかのすべての細胞を活性化させ、あなたの源の力、つまり、セルフを目覚めさせ、生命力を強め、喜びで、あなたを包んでいくでしょう。

そうです。あなたの根源には太陽があるのです。ぜひ、その太陽に気づいてください。あなたの内なる太陽、それこそがあなたの生命力であり、セルフ、自己です。あなたはそこから、神秘の力を引き出すことができるのです。

大空に輝く太陽も、内に秘められた太陽も、私たちに、与えていくことのすばらしさと、そして解放されてみずから輝くすばらしさを教えてくれています。太陽はすべての生きとし生けるものに生命を与えています。ひたすら恵みを与えつづけています。ただ輝き、満たし、与えつづけているのです。

私たちは、そうした太陽のような存在になることができないでしょうか。なんら見返りを求めず、ひたすら与えつづける存在に、私たちが変容することはできないでしょうか。そうしたエネルギーの使い方を、私たちがしていくことはできないでしょうか。

◉汚れや曇りを取り除く

人は、あまりにも多くのことに心を使いながら生活しています。意識しているときもあれば、無意識の場合もあります。

心は休むことを知りません。それはエネルギーの消耗であり、人は疲れ果てていくのです。たとえば人は、病気になると健康を求めます。病気が治り、健康になると、今度はまた違うものを求めていきます。同様に、人は人間関係をよくしたい、仕事を充実させたい、会社を発展させたい、恋をしたい、家族を幸せにしたい、新しいことに挑戦したい、知識を得たい等々、次から次へと欲望が生まれ、それが過度になり、きりがありません。

そうして一方、求めていたことがかなえられれば、満足し喜びます。幸せを感じ、それに執着します。しかし、その人のなかの感覚や心の喜びです。その満足感は、いつかは消え去っていくものなのです。この喜びが続いてほしいと執着して失うことを嫌い、その思いは不安と恐れに変わっていくことがあります。苦しいときはもちろん、幸福のなかにあっても、そこには常に不安があるのです。このように常に心がさまざまに働いていきます。

そこで、ある深い気づきが必要になります。真理に気づくことです。

たとえば人はわが子について心配します。成長したら、さびしいですが、いつかあなたのもとから去り、新しい家庭をつくっていくものです。いっしょにいれば、おたがいに束縛しあい、傷つけあい、苦しむこともあります。親子の間には喜びと苦しみが常にあり、たえず変化しているのです。

夫婦の関係も同じです。おたがいに依存し過ぎると、苦しくなるのです。相手を理解していく必要があります。

誰もが、意識の進化が必要です。そしてあなたの中心とするところを、もっとよいのです。偏(かたよ)った心ではなく、心を浄め、心のとらわれに気づいて解放し、心の源に向かうことです。中心をもって真理とつながり、純粋な心から純粋な愛とつながり、平和につながり、さらに生命力とつながっていくことで、あなたは全体が見える人になり、次第にまわりの変化に対応でき、楽になっていくのです。

そういう新しい生き方の実践的学びをしていくことが必要です。

私たちの中にいったい何があるのか。内側深くの見えないところのことを知り、それをコントロールできるのが、進化した生き方です。

先ほど述べましたように、本来、あなたの中の奥深くには、深い海のような静けさと無限の愛があります。それは深い安らぎとなって、あなたを癒してくれるのです。ところが、人はいろいろな欲望をもち、体験をし、いろいろな思いが湧きあがり、心にいろいろなものをくっつけて生き、心が騒いでいるため、人の奥深くに横たわる静かな深い海が、波立ち濁（にご）って見えなくなっています。

そうした人の心は、次のようにたとえることもできるでしょう。抜けるような透明な青い空が、曇って見えなくなっている、と。

人の中にくっついたいろいろなものは、執着であり、記憶であり、知識であり、感情です。トラウマです。それらが、人の中にすっかり染みついて、反応したり、比較したり、考えていたり、疑ったり、混乱させてしまっているのです。

静かな海が見えなければ、深い安らぎもありません。そのため人は、ほんとうに癒され、安らぐことができなくなっています。

深い海の静けさに出会うためには、波立ちと汚れを浄（きよ）めて取り除いていきます。それは通常、運命として刻まれ、宿命としてありますから、取り除くことは容易ではありません。

しかし、本来は不可能であることを可能とする、ヒマラヤ・シッダー秘教の教えを実践することによって、最速で、人は純粋な本来の姿、つまり純粋な自己（アートマン）をとりもどしていくことができるのです。世の中には、幸福を求めてのいろいろな道徳や心の教え、精神世界の教えなどがあり、多くの教師との出会いもありますが、それらは心にこだわりをつくり、それにかかずらっていることが多いのです。ほんとうの心の自由と解放には、真のサマディを体験したマスターとの出会い、ガイドが大切なのです。

汚れと曇りを取り除く際には、過去生にさかのぼって浄化を進めていきます。人の中にある曇りや汚れ、あるいはトラウマに真理の知恵で気づき、その他の秘法や、愛とパワーで、それが何であるかを理解し、溶かして離れていきます。ヒマラヤ・シッダーの秘密の生命科学の知恵で、安全に最速で、深い源の存在に導かれるのです。

◉「気づく」という小さな悟り

曇りを取るなかで、あなたにとって大切な教えのひとつは、「気づく」ということです。気づきにもいろいろな気づきがあります。

どんなに正しいことや善いことをほかから言われても、あるいは道徳などの本を読んでも、そこにその人自身の目覚めと気づきがなければ、決してわかることはなく、ほんとうの解放はありません。

「感謝したほうがいいですよ」と言われても、自分でほんとうにそうだと深く気づかないかぎり、心からの感謝にはなりません。「そんなことにこだわらないほうがいいですよ」と言われても、自分でそれに気づかないかぎり、いつまでたってもこだわりつづけたり、あるいは無視したりします。教育と称して、何度もくりかえし暗示をかけたり、強く注意したり、あるいはいくら怒ったからといっても、目が覚めるものではないのです。

すべては、自分で気づくことからはじまります。

そこにこそ、常に心の曇りや汚れを手放し、真理に向かう鍵があるのです。

では、気づくためには、いったいどうしたらよいのでしょうか。

それには、まずはあるがままの自分自身を受け入れることからはじめていきます。そうして、自分の中の曇りやトラウマを、ひとつずつ取り出し、浄めていくのです。そのとき、人は自分自身をいかに愛していけばよいか、ということを学んでいきます。その方法こそが瞑想なのです。

ヒマラヤ・シッダー秘教の段階的な修行体系、絶対なる幸福、エンライトメントを得て最高の人間になれるアヌグラハヒマラヤサマディ・プログラムの各種瞑想のことをヒマラヤ・シッダー瞑想といいます。この本で用いる「瞑想」とは、ヒマラヤ・シッダー瞑想のことをいいます。

各種ワーク、祈りやヒマラヤ・シッダー瞑想によって、心とはいったい何なのか、体とはいったい何なのか、意識とは何なのか、とひとつひとつが繙(ひもと)かれ、解放され、ほんとうの自分に近づいていくことができます。さらにほんとうの自分とはどういうものか、何がほんとうで何が幸せなのかなど、すべての真実に気づいていくことができ、安全に進めることができます。

そうです。気づくということは、小さな悟りなのです。その気づきは、浅いレベルから深いレベルの瞑想の各段階で、あるいは日常のなかで起きます。ときにほんとうにささいなことであってよいのです。

たとえば、朝起きて、今日は何を着ていこうかなどと迷ったら、「あっ、それもひとつのこだわりなのだ」と気づいていくのです。するとさらに直感が働き、今度は迷わなくなります。

そうした小さな悟りを日々重ねていくと、あるとき、ヒマラヤ・シッダー秘教の段階を追った各種瞑想が、あなたを深い瞑想の世界にいざないます。そして深い海のような静けさのなかの、すべてを生み出す源である、「ほんとうの自分」に出会うことができるのです。

「ほんとうの自分」に出会ったあなたは、人生がどんなに荒海になろうと、飄々(ひょうひょう)と泳いで生きていくことができるようになるでしょう。

さらにあなたは、気づくたびに、深い安らぎとともに自分自身が満ち足りているという実感をもつことができるようになるでしょう。それは、実にクオリティの高い愛の体験なのです。

それがあなた自身の中にたしかにあるのに、それに気づかずに一生を終えてしまうのは、ほんとうにもったいないことではないでしょうか。

ヒマラヤ・シッダー秘教の秘伝としては、内側を目覚めさせ、深い気づきを起こさせてくれる、アヌグラハ（創造の源泉となるパワー）のディクシャ（エネルギーの伝授）がありま す。

このディクシャを受けると、高次元のエネルギーの伝授を受けて、それらによって、心身の目覚めと浄化がなされます。ディクシャを順次受けると、最速で安全に変容します。

さらに、浄めを進める段階を追ったさまざまな音や光の各種瞑想を進めていくと深い瞑想が起き、あなたはほんとうの自己に出会っていくことができるのです。

それが、アヌグラハの恩恵を受けながらの気づきのワーク、祈りやヒマラヤ・シッダー瞑想を通して、起きていくのです。

そういうふうに気づきが深まり、相手を理解し、ほどけていくうちに、いつしかあなたは、心が解放され、楽に生きていくことができるようになります。

そのような生き方ができると、もしあなたが病気にかかっていれば、その病気が治り、心の苦しみからも解放されていきます。肉体は、あなたの命が入っている入れもので、神様が与えてくださったものです。それなら、その肉体を病ませずに健康に磨いていくということは、すべての人に課せられた大切な役目というわけです。それは、私たち人間の根源的な営みそのものなのです。

自分の中のすべてを浄め、肉体を浄め、心を浄め、ほんとうの自己になっていくというのは、太陽になっていくということです。

それは人生の真の目的なのです。

第1章　なぜ瞑想をするのか

1　あなたの思いは実現する

◉心が貧しいから対立する

これほど社会が物質的に豊かになっても、科学や文化が発達しても、人の心がいっこうに豊かにならないのはなぜでしょうか。争いが絶えず、平和が訪れないのはどうしてでしょうか。

人の心がいつも何かにとらわれ、縛られ、深いところからの安らぎがなく、そのために、人はさまざまな苦しみを抱えていると思うのです。

では、人のそれぞれが抱えている問題とはいったい何でしょうか。自分の将来のことでしょうか。仕事のことでしょうか。会社のことでしょうか。職場での人間関係のことでしょうか。家族のことでしょうか。病気のことでしょうか。

それとも日本のこと、あるいは社会的な問題で悩んでいらっしゃるのでしょうか。とりわけエネルギーのこと、経済のこと、もしくは政治のことでしょうか。

日本を離れて世界を見れば、そこには戦争などもっともっと多くの混乱があふれています。人種や宗教の違いによる争い、政治や経済の違いによる混乱があり、さらに地球環境の問題、自然破壊の問題、また、日本や世界で起きる地震などの天災、原子力、エネルギーの問題があります。

いま私たちの地球は、すっかり病んでしまっています。

経済や文化の成長の一方、混乱や不安や憎しみや怒りの渦のなかで、問題は山積するばかり。世界は、思想の違い、民族の違い、経済の競争、貧富の差など、さまざまな違いによる、相手を理解しあえないための憎しみの構図で塗り替えられようとしています。

表面的な友好ムードのなかにも、常に競争と隠れた妬(ねた)みと憎しみあいが存在し、あちらこちらに対立の根があらわれているのです。

その一番の原因は、人の心そのものにあります。人の心は、豊かさを失ってしまっています。心が貧しすぎるのです。そこには愛が存在する場所がありません。愛を与えるどころか、受け取ることさえできなくなっているのです。

同時に、知恵も失われています。人々は、何が正しくて、何が真実なのかということを、自分自身で知ることもできないし、その手立ても知りません。どこかの教えや他人の言うことを信じて、それに従っているにすぎません。

それは、実に悲しむべきことです。

◉内なる平和の存在が忘れられている

私たちは、古来、生きる知恵というものを授かって、この世に生まれてきました。みずから物事を理解し、実感し、それを糧(かて)として生きてきたのです。そうした知恵は、たしかに存在していたのです。

悟りに向かうヒマラヤ・シッダー瞑想は、私たちの内側にある平和と愛と喜びと知恵へと導いてくれる最高の行です。ヒマラヤ聖者のサマディのレベルから生まれたこの最高の行は、私たちに人種を、個を超えさせて、知恵を授けてくれます。すると、自分自身が愛そのものになり、平和そのものになっていくのです。

私は長い間、真理を求めて旅を続けてきましたが、最終的にヒマラヤの地に導かれたのです。それからというもの、何度もヒマラヤ秘境を訪れては、多くの聖者たちに出会ってきました。彼らはほんとうに天真爛漫(らんまん)であり、自由であり、すばらしいパワーの持ち主で、私はとても豊かなものをいただくことができました。それは内なる平和です。文字通り愛があとからあとから湧いてくる、平和の泉です。

人は残念なことに、あまりにも心を無駄づかいして、この内なる平和の泉をすっかり涸(か)らしてしまっているのです。内なる平和を忘れ、内なる自分を忘れ、ただ心にふりまわされているのです。

人は、何かに感覚が刺激を受けると、それが心に伝えられます。心が動き出すと、必ずそこには識別と選択が働きます。その識別が働けば、よいか悪いか、好きか嫌いか、得か損かといったことに目を奪われ、それらにとらわれる、比較やジャッジの心の世界となります。そして相手に違いを発見し、恐れ、自分を守ろうと攻撃したり引っ込んだり、安心したりする心が反応し、行動として働きます。

心が働くと、信頼からではなく、比較や疑いから、複雑な思いが錯綜しなければならないことになります。そうして、人はよりいっそう心を動かしつづけたり、それを避け、緊張して心を鈍くしたりして、混乱状態に陥り、休もうにも休めなくなってしまうのです。

その反応する心には、過去からのさまざまな体験の印象や執着が蓄積されています。心は刺激を受けて、対象に対してリアクションが起き、次から次へと想像や思考、感情が展開していくのです。

その物事が否定的であれ、肯定的であれ、思いが連想し、展開していくのです。それは心を使い過ぎることに原因があります。多くの人はそのことに気づかないのですが、人は大なり小なり心が働き、それに翻弄(ほんろう)されています。

それらが度が過ぎると、どんなに寝ても疲れがとれません。そしてよく眠れない日が続けば、やがて不眠症になっていきます。人によっては、問題のある心を自分から切り離そうと、過食になったり、快楽へ走ったりします。

このように、人はいろいろと気分転換をしては、なんとか心のバランスをとりもどそうとします。そうして、あちらにぶつかったり、こちらにぶつかったり、苦しんだり、楽しんだり、迷ったり、得意になったりして、人生とはこんなものであると、なんとかがんばって生きていくのです。

しかしながら、これはほんとうの知恵ある生き方とはいえません。

◉サマディは三昧を意味する

では、ほんとうに知恵ある生き方とはどんなものでしょうか。

ヒマラヤ・シッダー秘教は、そんな生き方をガイドします。そこでは、あなたが本来もっている神のような知恵が湧いてくるのです。

人には本来の自然な、知恵ある体の使い方、心の使い方があります。それは、あなた自身が自分の内側にほんとうの自分、純粋な自然を発見し、自然と一体となることで得られるものです。

自然とは、すべてを生かしている神です。それとつながり、それを体験的に知ることで、私たちは私たちの内側の豊かさを引き出していくことができるのです。しかしながら、多くの人はほんとうの自分を知りません。あまりにも自己防衛の心が肥大し、さまざまな依存や執着にとらわれているため、純粋な自然の状態をとりもどせないのです。

内側の豊かさを引き出すことは、ヒマラヤ・シッダー瞑想の実践によってのみ可能になります。瞑想によって、あなたは、体と心を浄め変容して、満ち足りた平和を得ていくことができるのです。深い瞑想を起こし、心を超え、真のサマディに達するのです。

あなたは心を超えたところの自己、さらにはほんとうの自分、創造の源に達するのです。それは、目に見える、形のあるものの奥にあり、限りない愛と平和、知恵が満ちています。そこへの道は、ふつうは閉ざされているのですが、ヒマラヤ・シッダー秘教によって、その道を開いて進むことができるのです。

そのための、ヒマラヤ・シッダー瞑想や祈りをはじめとする数々の秘法の修行は、本来は秘密の教えであり、門外不出のものです。しかし、私は幸運にもヒマラヤの奥地にてこの教えに出会い、激しい修行を行い究極のサマディに達し、真理を知ることができました。今、ここ日本でその真理の教えと具体的な実践の道を、真理を求める人たちにシェアしているのです。

あなたは、なにかひとつの対象に集中して夢中になっているとき、他のことは頭のなかに入ってこなくなります。目にも入らず、耳にも聞こえてきません。そのときあなたは、空間を超え、その対象と一体になっています。

サマディとは、日本語でいえば「三昧（さんまい）」。つまり、何かに精神統一をしたあとに起きる結果こそが、ひとつのサマディなのです。

サマディの対象は、いろいろなレベルがあります。また、何かの専門を追究していくことは、一体になる旅をしているということでもあります。自己を進化させるためには、最高の対象を目指すのです。自己の小宇宙への探究です。肉体の部位やセンターの粗いエネルギーから、心という細やかなエネルギーが対象となり、さらに最終的には、すべてをはずし、ほんとうの自分に還っていき、さらに神となっていきます。

深い瞑想を体験し、最高のサマディに出会うのです。そういうチャンスが、本書を通じて、今あなたにめぐってきているのです。

最高の対象は、ほんとうの自分、さらに神です。それは究極のサマディです。それによって、すべてがわかり、究極の悟りが起きるのです。

◉ヒマラヤ・シッダー瞑想で自分を変え、まわりを変える

知恵あるやり方とは、物事を正しく判断して進めていくことです。そこには強い意志の力が働き、物事を実現へと導いていくことができます。

強い意志とは、サンカルパという純粋な意志のことを指します。心が迷っていたり、自信がなく、マイナスの方向に引っぱられていると、心が純粋でなく、意志の力が弱く、思いは前に進むことができません。

そのためには、純粋な心が必要です。そうして物事を正しく見つめることで迷いがなくなり、意志の力が強くなります。

サンカルパを得るには、心を浄め、信仰を深め、さらに信頼を養うことです。そうすることで、サンカルパはどんどん大きくたしかなものになっていくため、思いは実現していくのです。

ヒマラヤ・シッダー瞑想の修行をしていき、心が浄まり、信頼が深まると、願いがすぐに現象化します。そして、あなたが手に入れたいと思っていたものが手に入り、願望が成就していきます。

ただし、それはよい願いでなければなりません。他を幸福にし、自分を幸福にする思いです。

あなたは、瞑想をどのようなものだととらえていますか。

多くの人は、単に心身をリラックスさせるものととらえています。ただぼんやりとした、眠いような状態だと想像している人も少なくありません。

しかし、それはほんとうの瞑想ではありません。

真の瞑想は、眠くなるどころか、むしろ目覚めていくものです。

あなたの内側が目覚め、深いところが浄化され、理解が進み、可能性が引き出されます。そしてさらに、すべてを超えていくのです。

ヒマラヤ・シッダー秘教のヒマラヤ・シッダー瞑想には、さまざまな秘法があります。たとえば、《シッダークリヤ瞑想》。

シッダーとは、究極のサマディに達したマスターのことですが、これは、そのシッダーの深い知恵から生まれた「クリヤ」という、生命エネルギーを操る秘法です。プラーナという生命エネルギーで、体の中のナディというエネルギーの道を浄化します。さらに生命エネルギーの火のエネルギーで肉体や心に蓄積されているストレスや心の執着を燃やし、深い瞑想にいざなっていくものです。

また、《サマディ瞑想》という音の瞑想があります。

この瞑想法では、まず最初に、浄めと信頼のための祈りの瞑想の伝授をいただき、次に根源存在の恩寵(おんちょう)であるアヌグラハの伝授の儀式を受けます。すると、過去生からの深いストレスが浄化され、深い静けさに導かれていきます。

そして次に、音による瞑想が伝授されるのです。その音とは、マントラという聖なる音、マスターからの秘密の音であり、本などから得るものとは意味が違うものです。それには生きたパワーがあるのです。さらに修行を進めて、上級ディクシャをいただくと著しい進化をします。これらの音の波動、マントラを唱えることで、やがて悟りを得ていくことができます。純粋そのものであるマントラの波動は、あなたの内側のエネルギーを整え、命の根源にまで到達するものです。

そのほかにも、《チャクラ瞑想》《クリエイティブ瞑想》《気づきの瞑想》といった、いろいろな瞑想法があり、その人に一番合ったものが順次示されていくのです。

◉エゴのエネルギーを浄める

さて、人生を生きていく途上で、いろいろな思いを抱えるようになり、またいろいろな考えに出会っていきます。

そのなかで、ほかの人の示唆に富む意見や、よりよいアイディアに接することになりますから、それに耳を傾けることのできる柔軟な心が必要です。誰もが自己主張をするときには、多くの場合、自分を守ったり、競争心からの自分のエゴから発せられているということを知らなければなりません。

エゴとは欲望でもあります。エゴが強ければ強いほど、欲望が深ければ深いほど、その自己主張は争いへと発展していきます。それは真理のための主張や、自他の幸福のための主張とは異なるものです。

そして、その場合、相手とはもちろん争いますが、実は自分自身とも争っているのだということを、私たちは覚えておく必要があります。他人と対立しているというのは、ほんとうのところ、自分とも対立しているのです。ですから、その状態にはまりすぎていくと、やがてそれは苦しみとなって自分に返ってくるのです。

苦しみは、人を依怙地にさせ、縛りつけ、ストレスとなって肉体を蝕んでいきます。したがって、なんとかその苦しみから解放されなければなりません。自分の苦しみをあきらめたり、またそれに気づかない人々は、死ぬまで苦しみを背負いつづけるか、無知のまま他人のせいにしていくのです。これは残念なことに、死なないかぎり、変わることはないのです。

とはいえ、死んだとしても、それは肉体のみの死であり、アストラル体という肉体のなかにある細やかな体には、そうした苦しみを含めて、すべてが記憶されています。

ここではっきりと理解していただきたいのは、肉体があってこそ、その心の記憶や、そこにある執着やエゴのエネルギーを浄めることができ、純粋な心をつくり出すことができるのだということです。

エネルギーを浄めるためには、心の持ち方、体の使い方のほか、ヒマラヤ秘教の段階を追った教えがあります。なかでもヒマラヤ・シッダー瞑想が効果的なのです。瞑想が今の苦しみはもちろん、死後の苦しみから、また、生まれ変わる苦しみからも解放してくれるのです。さらにあなたにつながる先祖さえも浄めていくことになります。そして瞑想は、人を深い苦しみから解放し、そこに知恵と愛と平和をあらわしてくれます。

現在もそうですが、いつの時代にあっても、個人の苦しみのみならず、国のレベルでの苦しみの戦争がくりかえされてきました。しかしその戦争も、もとをたどれば、すべては人の心と心の争いなのです。

戦争のあとに平和が訪れるということならば、戦争は必要なのかもしれないと考える人もいるかもしれません。しかし、人を傷つけ、破壊することでなければ学べないというのでは、とても大きなリスクです。戦争をしないで内なる変容で真理に出会うことで得ていく平和があるのです。

それには、多くの人が目覚めて、ヒマラヤ・シッダー瞑想をはじめるしかありません。エゴの主張から離れ、愛と平和に導く瞑想をすることです。世界中すべての人々が瞑想をすることで、世界の平和は必ず訪れます。

そのためには、すべての人々が、自分のなかにあるエゴの愛を超えた深い愛に気づかなければなりません。戦争をやめさせるには、もうそれしかないのです。

気づかない人々は、死ぬまで苦しみを背負いつづけるでしょう。しかし、先ほど述べましたように、死んでもその苦しみは終わりません。

ヒマラヤ秘教のヒマラヤ・シッダー瞑想をすることで、あなたは知恵ある人になり、自分のなかに平和と愛を確立することができるのです。さらに、あなた自身は、瞑想の体験、変容の体験の言葉を通して、まわりの人々に真理を伝え、ほんとうの生き方を伝える役割を担うことができるのです。

先が見えないために何をしていいかわからない人々、あるいは何をしても先が見えないと不安に感じている人々に、どうかあなたが得た知恵と愛をシェアしてあげてほしいのです。そうすることで、世の中は確実に変わっていくはずです。

◉瞑想による気づき

ヒマラヤ・シッダー瞑想とは、ヒマラヤ秘教の各種の浄化で、心身を浄め、内側から満ちてくる平和と愛のパワーと一体となっていくプロセスです。

私たちの内側には、いろいろなエネルギーがあります。いろいろなエネルギーが集まってできています。

ヒマラヤ・シッダー瞑想をすることで、それらを整えてひとつにしていきます。いわゆるワンネスの状態をつくっていくのです。

瞑想で座っているときの行為そのものは、外から見れば何もしていないように見えます。しかしそれは、内側の混乱したエネルギーを浄化して次元を上げ、ひとつにまとめていき、深くリラックスした状態をつくることで、生命エネルギーを充塡（じゅうてん）させます。

そのプロセスで、自分がとらわれていたり、こだわっていたりするものが何かということに気づいていきます。そして心の塊がほどけ、心のありさまがはっきり見えてくるのです。

そのプロセスにおいて、心のしくみを知り、空っぽになっていきます。

自分がとらわれていたものがいかに小さな事柄であったか、あるいは意味のないものであるかに気づくことで、これまで自分を縛りつけていた執着が、ひとつずつあなたからはずれていきます。それを見届け、解放されていくのです。

つまり瞑想とは、深くリラックスすることで、自分のなかにあるものすべてが見えてくると同時に、それらが何であるかが明瞭にわかってくる、気づきの流れそのものといえるのです。

そして気づきとともに、心の働きが浄化され変容し、心は空っぽとなり、体の歪（ゆが）みも修正され、リフレッシュされ、充電されて、心身ともによみがえるのです。

ふだん人は、内側の心の働きが見えていません。意識を覚醒しないかぎり、そうしたことに気づけるような状態にはないのです。また、忙しく仕事に駆けずりまわっているような状況のなかで、人のエネルギーはそうとう乱れているため、欲望や執着にがんじがらめになっていて、どうすることもできない状態になっています。それにもかかわらず、そんな自分の内側に気づかずに、ストレスを抱え、矛盾を抱えて生きているのです。

こうした生き方は、カルマに翻弄されて生きているといえます。

その状態をずっと続けていると、心が無意識に否定的になったり病気になったりして、やがていつか疲れきってダウンしてしまうのです。

どんなに自分は丈夫だからと自負していても、心の疲れはちょっとやそっとでは癒しきれないため、将来必ずそれが歪みとなって、体や心にあらわれてしまうでしょう。

本来は心身ともに充実している生き方があたりまえなのですが、多くの人はそうした状態がわかっていません。ヒマラヤ・シッダー秘教の教えは、真の健康と悟りを得る道です。歪んだ状態から人々を解放し、真の幸福に導くことができるのです。

◉瞑想は再生・脱皮である

ヒマラヤ・シッダー瞑想は、あなたが生まれ変わるプロセスでもあります。そういう意味では「死を超える練習」でもあります。創造の源は、深い静寂（せいじゃく）です。人は静寂から生まれます。それははじまりであり、生きつづけ、活動し、心を働かせて、カルマを積み、死という静寂に終わります。

人は創造の源からの宇宙のはじまりを体験することはできませんが、死の体験で、終わりを知ることができるのです。終わりははじまりであり、同じです。サマディは死を超え、真理を知るのです。

静寂に入り、ほんとうの自分を体験し、さらには神を体験します。心と体が死んで生まれ変わる「再生」を意味するのです。これが真のサマディです。

別の言い方をすれば究極の「解脱（げだつ）」でもあります。それは心と体をきれいにお掃除し、理解を深め、古いものを新しいものに変容させていき、それらのつながりをすべて理解し、愛でつなげていく作業であり、さらには、静寂に入り、それらを超えていくものです。

長く生活していると部屋にほこりがたまるように、私たちの内側も、ただ生きているだけではこりだらけになっていきます。部屋が汚れていたら、人は掃除をしますね。それと同じように、私たちの心と体も一度きれいにお掃除することで、バランスを整え、パワーを活性化させてあげるのです。そうすれば、生命力はまた生き生きと復活してきます。

私が講演などで、以上のような説明をしていると、「じっと静かに座っているだけの瞑想で、どうして生命力が復活するのか」と疑問に思ったり、「逆に弱めてしまっているのではないか」などと、ヘンに誤解される方も、なかにはいます。

しかし、ヒマラヤ・シッダー秘教のヒマラヤ・シッダー瞑想は、パワフルに内側を変容させてくれる深い瞑想を起こすためのものです。なぜならそれは、サマディという究極の意識状態の体験から生まれた教えであるからです。これほど、高次元の存在につながりを強め、生命力を活性化させ強めていくものはほかにありません。

ヒマラヤ・シッダー瞑想をコツコツと続けていくことで、自分の本質がわかり、深いところにある生命力が感じられると、人は自信を得ていきます。そして自信を深めていくと、不安や死に対する恐れがなくなってきます。

この瞑想は、わずかな時間でかなりの効果を得ることができます。それは一生、続けていくことが大切です。瞑想によって休息を得ると、それはわずかな時間であっても深い休息となり、パワーが復活してくるのです。魂の強壮剤です。

疲れたからといって、たとえ長い時間昼寝をしても、疲れはなかなかとれないものです。それどころか、長時間の昼寝は、かえって疲れを増長させてしまいかねません。エネルギーの混乱からくる疲れは、寝ることのみでは解消できないからです。

疲れの芯を取ることができるのは、ヒマラヤ・シッダー瞑想だけです。

あなたが瞑想で深い休息を得ることができるようになると、睡眠時間は短くてすむようになります。それは、内側の混乱や執着がとれ、エネルギーを無駄に消耗しなくなるからです。

◉ヒマラヤ・シッダー瞑想を通して平和で豊かな人になる

秘法の瞑想を実践しつづけていけば、あなたは確実に変わっていきます。あなたの内側が大きく変わっていきますから、喜びの人になり、考え方は肯定的になり、すべてにおいてクリエイティブになってゆくはずです。

意欲はますます高まり、よりいっそう仕事にも精が出るようになります。しかも、創造力にあふれたよい仕事をしたいと思うようになりますから、あなたは社会的にも大きな評価を受け、まちがいなく成功するでしょう。

さらにあなたは、瞑想を通して、ほんとうの自己、さらにはすべてを創造する源に出会うことができます。ほんとうの自己に出会うと、常に平和のなかにあなた自身を見いだして、すべての苦しみから解放されるのです。

大切なのは、瞑想をいかに実践していくかということです。瞑想を、毎日の習慣として、どのように続けていくかということです。

私は、日本人はとても優秀ですばらしい民族であると常々思っております。とくに外国から帰ったときなど、それを強く感じます。先日も海外から帰国し、空港に降りたとたん、「ああ、日本の空港は、建物も壁もほんとうにきれいに維持されているなあ」と感じました。そうしたいたるところに、日本人の繊細な心を感じます。日本人には本来、物事に一所懸命向かっていこうとする精神があります。それが、付加価値のあるすばらしいものを生み出しているのです。

それぞれの国にはその環境にあった生き方、性質があります。たとえば、インドの人はとても気楽な生き方をして、毎日を送っているように見えます。信仰深いインドの人は、すべてを神の恵みと思い、その境遇を受け入れるのです。たとえ物乞いの身になっても、まったく悲壮感がなく見えるのも、そのためでしょう。

土地が広いからか、建物や道がきたなくても気にせず、また、すべてがラフであるように感じられます。しかしその一方、コンピューター技術の分野での世界的な活躍がすばらしいのです。科学とスピリチュアルという両極の活動の姿に、私は彼らの信仰心の深さとたくましさを見ます。

また、日本人は、物乞いなどとんでもないと思っています。飢えることを極端に恐れますし、貧しさも嫌います。よりよい暮らしを求めて昼夜、一所懸命がんばって働きつづけています。

たとえていえば、その姿は、一輪車に延々と乗りつづけているような状態でもあります。一瞬の気の弛(ゆる)みも、ちょっと休むことも許されません。ただひたすらペダルを踏みつづけていなければならないのです。

幼いときから競争社会のなかで、学び、自立をめざし、勝ち抜いてきた人たちのなかには、そういう生き方が自分に合っているかのように思っている人が案外多いのです。

その人たちは、むしろそうすることで心のバランスをとっているかのようにも見えます。また、ペダルを踏みつづければとりあえず進んでいくわけですから、それで安心していられるというわけです。

◉自分をコントロールできる人になる

ところが、そうしたあり方が自分にどんなに合っていると思っていても、疲れというのは必ずたまっていきます。やがて、ちょっと立ち止まりたいと思うときが必ず訪れます。

すると今度は、休みたくても恐れがあり、疲れをとりたくても、また気分転換をはかりたくても、いったいどうすればよいか、見当がつかないわけです。

そのために、快楽に走ったり、暴飲暴食をしたりして、一時的には気分転換になったり、心が新たな方向へと進み、満足を得て、落ち着くかに見えます。

しかし、それはほんとうの休息や安らぎではなく、いつしかあなたのなかのエネルギーはさらに乱れ、混乱して心も体も疲れていくのです。そしてやがてガンなどの病気になったり、家庭がメチャメチャになったりするなどという事態に発展していきかねません。

その一方、あまりにも物質的に恵まれ、ハングリーな精神、チャレンジする心をなくし、苦労を拒んで、自分の好きなこと、趣味やスポーツや遊びにばかり興じる人たちがいます。あるいは、仕事や遊びの競争に疲れ、人間関係に疲れて、闘うのをやめていく人もいます。

あるいはストレスから抜け出すために、自分探しをはじめる人たちもいます。また、健康法やいろいろな自己啓発セミナーやスピリチュアルな学びめぐりをし、さらに心が混乱していきます。

なかには、心に足りないものを、自然や農業などに求めていく人もいます。これは外側の自然であり、求めているのは依然として、本質のもの、内側の自然ではありません。

また、閉じこもり、心が鬱となったり、いろいろなことが受け入れられずに、批判的になり、自分を責めたり親や社会や環境を責めたり、ネガティブな心を抱え、安らぎを得られないままの人もいます。

そういった人は、自分の心の中がまったくわからず、そこからどう抜け出してよいかもわからないのです。

いったいどうしたら、自由で生命力にあふれ、知恵のある生き方ができるのでしょうか。たくさんの人がそう思い込んでいるように、一流の大学を出て、一流の仕事をして、一流の人間関係を築ければ、それを得られるというのでしょうか。

それらの苦境を救うのがヒマラヤ・シッダー秘教のヒマラヤ・シッダー瞑想なのです。自分に気づき、自分をコントロールできる人に変容する道です。

瞑想とは、内側の目に見えないところの混乱から平和を得ていくものです。多くの人は、自分では気づかないのですが、心を使い過ぎて無感覚、無感動になり、バランスがとれなくなっています。その状態から脱して、心を目覚めさせ、かつ心を休め、心を磨き、その輝きをとりもどしていくのです。深い安らぎを得て、誤った心に翻弄されない自由な人に変容していくのです。

新しい生き方に目覚めましょう。それは、ほんとうの自己に出会うことです。内なる旅、瞑想をして、自分の源にさかのぼるのです。そうすることで、理解を深め、心の混乱と苦しみから解放され、愛と平和をもって、思いのままの人生を生きていくことができます。

人が最高の人生を送るための、最高の人間に変容できるというぜいたくな道を、今あなたは歩めるのです。

2　ヒマラヤ・シッダー瞑想は仕事を成功へと導く

◉すべてを捨てることで得られるもの

私は、それこそ十代のころから、ヨガや瞑想、自然食などに取り組んできましたが、やがてヨガの教室を運営するようになり、日本におけるヨガの草分け的存在といわれるまでになりました。

そんな私に、幸運が訪れたのは一九八四年のことでした。くわしくは第3章で述べますが、あるテレビ局の企画で、パイロット・ババジという、インドで最も有名なヒマラヤの聖者が、アンダーグラウンド・サマディを行うことが決まり、来日することになったのです。私はそのお手伝いをしたのですが、すべてが無事終了したとき、ババジは私に、「ヒマラヤへ来て修行をしないか」と声をかけてくれたのです。

サマディという言葉を、どこかで聞いたことのある人は、意外に多いようです。

サマディについても、くわしくは次の章で述べることにして、ここではアンダーグラウンド・サマディについてだけ、ごく簡単にふれておきましょう。

アンダーグラウンド・サマディは、人々が触ったりしないよう、身の安全のため、地上との接触をいっさい遮断した地下窟で、心身を浄め、死を超え、神と一体（神我一如）となった状態で何日もの間、たった一人で過ごすものです。

呼吸を止め、動物が冬眠をするような状態になるハタヨガの行もありますが、アンダーグラウンド・サマディはそれとは違います。このヨガは、終了したあと、体をマッサージしなければもとにもどりませんが、パイロット・ババジと私の行うアンダーグラウンド・サマディは、それとは異なる、すべてを目覚めさせ、それを超える究極のサマディです。

そのサマディは、涅槃、光明、ムクシャとも表現され、さらにサットチット・アーナンダといわれる純粋な最高の意識の境地にあり、すべてを超えて得られる究極の境地といえます。

この究極のサマディは、真の悟りの証明であり、肉体、心、すべてを浄め、感覚器官をコントロールし、死を超え、時空をも超えて、光となり、すべてを超えて真の自己となり、さらに梵我一如、宇宙と一体となり、今にあるものです。

このサマディを行う者は、いっさいの苦しみもなく、喜びと愛とパワーと知恵が満ち、さらにはそれをも超える存在になっていきます。

インドでは、サマディは、人の進む最高の境地とされ、それをなす人は、シッダーマスターとして尊ばれてきました。そのサマディが発する精妙なエネルギーは、地球の磁場と人々を浄めていくのです。ヒマラヤの奥深くには、このサマディに没入している聖者たちがいます。

しかし、行としてのアンダーグラウンド・サマディは、たいへん高度なものであるため、歴史のなかで命を落とした人はかなりの数にのぼります。

インドには、二千万人もの出家の修行者がいるといわれていますが、アンダーグラウンド・サマディに到達できる人は、かつては数百年に一人といわれ、修行者にとってあこがれの行となっています。

アンダーグラウンド・サマディを行う地下窟は、地上に出るところはしっかり閉じられ、閉じる前とまったく変わらない状態に踏み固められるので、ふたを開けてくれる者がいなかったならば、そのまま死んでしまいます。

そのリスクの大きな修行を、女性で歴史上はじめて挑戦することになった私は、ヒマラヤで修行をはじめたのですが、当時の私はとにかく知りたいことだらけで、スピリチュアルなことを手当たり次第に、無我夢中であれもこれもとやっていました。今から思えば、そのころの私は一種の欲の塊だったのでしょう。

そんなある日、私は聖者から「すべてを捨てなさい」と言われました。それを聞いて、私は愕然としました。

すべてを捨てる、ということの意味を自分なりに考えているうちに、私はある種の恐怖を感じたのです。そのころの私はまだ、すべてを捨てることで得るものがある、ということに気づけずにいたのでした。

私がこのような体験を述べたからといって、あなたがすべてを捨てる必要はありません。ただし、捨てないまでも心がけていただきたいことがあります。

それは、心を使いすぎないようにすることです。心を使いすぎないということは、つまり心の働きを止めるということです。

心の働きを止めるというのは、つまり無心になること、心を空っぽにすることです。それはあなたにぴったりくっついて離れない、さまざまな執着やとらわれていたものを、取り除くことができるからです。

◉自分の成長がよい人間関係を築く

自分の内側をずっと掘り下げて見つめていくと、自分の何が悪いのか、どういうことが悪かったのかということに気づく瞬間があります。

知らず知らずのうちに人を傷つけていたことに気づき、それによって自分自身もまた傷ついているのだということに気がつきます。そして、傷つけている張本人は自分であり、自分のエゴにほかならないということに気づいていきます。

私たちは今、競争社会のなかで生きています。競争社会では、相手に勝たなければ負けてしまう。人々は常に、自分が相手より勝っているものは何か、得意なものは何かということを探し、それに躍起になっています。スポーツの試合のように、一点でも多くとったほうが勝ちという論理のなかで、まわりを意識しながら生きているのです。

ですから、相手より自分のほうが秀でているときは満足し、得意になりますが、反対に、自分のほうが劣っていたり失敗したりすると、すべてにおいて負けのレッテルを貼られたかのように自信を喪失し、たいへん落ち込んでしまうのです。そのように心は上がったり下がったりすることを続けていて、平和なときがありません。

社会はすべて人間対人間の関係で成り立っています。ということは、あなたは自分の人生において、実にいろいろな人たちと出会いながら、関係を築いてきているといえます。

しかしいったいあなたは、そのうちどれほどの人と、よい関係を築くことができたといえるでしょうか。あなたが心から信頼し、安心していられる人は、どれくらいいるでしょうか。

よい人間関係が築けるか築けないか、それは、すべてあなた自身にかかっています。相手があなたとの関係をよくしてくれるから、よくなるということではありません。あなた自身が成長していくことで、よい関係を築いていけるのです。

それには、自分で気づく以外にありません。これまで自分が無知であったことを自覚したり、人にばかり要求していたこと、不足を見つけたり、あるいは知らないうちに人を傷つけてしまったことに気づくことが必要です。

もっとも、なかには、そんなことをする必要はないと思う方もいらっしゃるかもしれません。自分の場合は十分よい関係を築けている、との自信があるからでしょう。

もしかしたら、そういうあなたは、人当たりがよく、いろいろなテクニックを使いながら、その場その場をうまくやり過ごしていくことが上手なタイプなのでしょうか。いろいろな人に出会って学び、人間関係に苦労せず、タイプに応じたつきあい方のコツをマスターしているのかもしれません。

しかしもし心の一部の取り扱いが上手であっても、それは心をよく訓練した習慣であり、自分は何のために生き、自分は誰なのか、という真理に出会っておらず、いまだ内側からの深い知恵と満足を知らないのです。

◉あなたが悩めばまわりも悩む

私たちは、えてして「○○しなければならない」と決めつけようとするところがあります。

たとえば、人に対しては親切にしなければならないとか、食べ物はこういうものを食べなければならないとか、睡眠は最低六時間とらなければならないなどと、人とのつきあいや、自分自身の行動規範のなかで強く思い込んでいます。

ところが、人間というのは不思議なもので、そうやって決めつけていると、かえって逆のことがしてみたくなるものです。親切にしようと思っても、つい意地悪をしてしまったり、食べなければならないもの以外のものを食べてみたくなったりします。

いったい、なぜそんなことをするのでしょうか。

こうあらねばならないとか、こうしなければならないなどと決めつけることによって、私たちは自分自身のなかに、こだわりをつくります。そのこだわりが強くなり過ぎてくると、今度はあたりまえのことや正しいことが、自分のなかで自然なものではなく、強制的なものになってくるからです。

このように、こだわったり、とらわれたりしていることから、心を解放し、自然にしてくれるのが、ヒマラヤ・シッダー秘教のヒマラヤ・シッダー瞑想です。アヌグラハのワーク（さまざまな心の気づきと解放のワーク）をすすめ、秘法を伝授していただいて、すみやかにエネルギーを浄めます。深くリラックスしていくと、深い聖なるエネルギーが活性化していき、これによってあなたの心には、深い瞑想が起き、無心の状態になっていきます。

あなたにくっついていたこだわりや思いこみは、気づきを与えられることによって、自然に離れていくでしょう。そうしてあなたは徐々に、本来の純粋無垢な、無限の愛とともにあるあなたにもどっていくというわけです。つまり心がとけて愛となり、さらに創造の源にもどっていくのです。

こうした瞑想によって、意識を進化させていき、悟りの人となっていくことは、はるか古代のお釈迦様、仏陀の時代以前から受け継がれてきたひとつの知恵です。釈迦牟尼仏陀のメッセージに通じます。あなたは何も考えず、無心を目指して自分を真ん中に置き、ひたすらシンプルに瞑想するのです。

無理をすることはありません。無理によい人になろうと思う必要もありませんし、いろいろ気を使って、優しさや愛を実践しようと思う必要もありません。指定された時間、ただ何もせずに、内側の平和と内側の愛を確立していくのです。

私は、みなさんの仕事のやり方について、こうしなさい、ああしなさいと言う立場にはありません。それぞれの仕事やその専門の仕事のエキスパートではありませんから、私の役割は「こうすれば成功しますよ」などといったノウハウをお教えすることではありません。

しかし、これだけは確信をもってお伝えすることができます。

あなたの内側には宇宙のすべてがあります。内側を浄め、覚醒し、平和になれば、すべてを知る神のレベルに達し、神のような深い洞察と直感を得て、おのずと仕事はきっとうまくいくはずである、と。

◉あなたの瞑想が周囲を変えていく

前にも述べましたが、瞑想し、あなたの心が透明になると、サンカルパという純粋な意志の力、神のような力が働くようになります。それは、すべての物事を実現させる力をもつ意志のことです。

そういう偉大な内なる可能性があっても、何もしなくては、その力を見いだし、有効に活用することはできません。至高なる存在を信じることで心身を浄め、その助けをいただけるのです。

そして、心身浄化のためのヒマラヤ・シッダー瞑想をすることで至高なる存在に近づき、さらなる知恵を、愛を受けるのです。浄化してバランスをとる、深い瞑想にいざなう、段階を追った各種の瞑想があります。

気づきの瞑想で思いこみをはずし、パワーをいただく瞑想、さらに思いのかなう瞑想を進めることで、あなたはサンカルパという強い意志の力を、有効に使えるようになります。そして、それがひいては仕事の成功へとつながっていきます。そのプロセスは、人生の可能性を最大にしていきます。

さて、瞑想によって、あなたが、二十四時間いつもハッピーで肯定的で平和な気持ちでいられるようになると、聖なる波動はあなたのなかに常に充満していることになります。

すると、そんなあなたのそばにいるだけで、まわりの人は浄められ、幸せになっていくのです。しかし、それとは逆に、あなたが少しでも悩んだり暗くなると、まわりの人も同じように悩み、暗くなっていくのです。それくらいあなたの内側の状態が、まわりにも影響していくということです。

それはつまり、私たちひとりひとりが、実はみんな深いところでつながっているのだということなのです。あなたがうれしければ、まわりの人もうれしく、あなたが苦しめば、まわりの人も苦しむということです。

ですから、自分だけ悩み苦しめばいいなどと、あなたが思っても、結局はあなたのまわりの人をも苦しめることにつながっていきます。それくらいあなたのすべてが、表面からも深いレベルからも、まわりの人に影響を与えているのです。

家庭にあって、また、友だちのなかにあって、仕事場にあって、社会にあって、世界にあって、また、マスコミやメディアの情報など、まわりから影響を受けるとともに、あなたの言動、あなたの考え方や生き方は、その場所の雰囲気にそっくり反映していきます。家族や社員やスタッフ、あるいはまわりの人、社会にも影響を与えていきます。会社にあっては、会社そのもの、仕事そのものに大きく作用していきます。おたがいに影響しあっているのです。

しかし、まわりを変えようとしたら、たいへんです。

変えようとするのではなく、変わるようにするのです。あなたが平和で肯定的な生き方をしていくことによって、あなたの家族やまわりの人、あるいは職場の雰囲気は、明るく活気に満ちていくようになるでしょう。当然、仕事の能率はアップします。それにともなって、家族や会社の業績も向上していくでしょう。

あなたの内側の変容が、まわりを変えます。あなたの瞑想が、まわりを変え、家族を変え、会社を変え、スタッフを変え、社会を変え、世界を変えていくのです。あなたの瞑想が世界の平和に役立っていくのです。

◉自分の心の状態をゼロにもどす

私は今、こうしてあなたと向きあいながら、あなたの幸せを、ひいては世界の幸せを願っています。この私のサマディからの波動は、私をかけ橋とする、神からの贈り物であり、それはまたアヌグラハといわれる神のグレイス（恩寵）でもあるのです。

その波動が、見えない深いレベルであなたに伝わっています。こうした高い波動は、サマディからの高次元のエネルギーのシャクティパットといわれています。シャクティパットとは、高次元のエネルギー伝授であり、祝福です。それには、いろいろなものがあります。

なかでも、ディクシャというエネルギー伝授を通して行うものが、具体的であり、かつ特別なものです。タッチによって送るシャクティパットもあれば、目を通して送るシャクティパット、悟りのマスターの存在そのものからのシャクティパットもあります。足からのシャクティパットもあり、また言葉によるシャクティパットもあります。

さて、究極のサマディに達したヨギ（ヨガ行者）をシッダーといいます。その精神的指導者をシッダーマスターといいます。そしてシッダーマスターは、すべてのシャクティパットをあなた方に送っています。

それらがアヌグラハ、また間接で伝授するものをクリパともいいます。すなわち高次元からの伝授です。それは精神性を磨き、スピリチュアルな人に変容する瞑想をしていくため、目覚めさせるためのエネルギー伝授です。それをシッダー・ディクシャといいます。

それを受けると、心の浄化がすみやかに進み、受け手の深い信頼によっていつもアヌグラハ、神の恩寵のエネルギーを受け取れるようになります。それによって、あなた方は深いレベルで癒され、雑念が消え、瞑想が深まっていくのです。

自分の内側を目覚めさせ、浄化して絶対なる幸福、悟りを得ていくためには、修行が必要です。そのためには、その道を進むための目覚めと、その意志とレベルごとの秘法瞑想が必要です。その伝授が段階的なディクシャなのです。

シッダーマスターのサマディパワーは、アヌグラハの波動です。瞑想をすると、その波動があなたの奥深くに伝わり、あなたを幸せな気持ちにいざないます。アヌグラハにつながった瞑想で、あなたがかけ橋となって、まわりの人に、そのような平和な波動が伝わっていきます。それを多くの方たちがしていけば、やがては世界中の人々に波動は伝わり、世界平和が実現する日がくるでしょう。

つまり、世界中の人々が瞑想を行うことにより、永遠の平和が訪れるのです。

瞑想を深め、真の幸福、さらに悟りを得ていくためには、深い純粋な自分を信じ、深い創造の源、つまり神を信じること、そして、橋であるマスターを信じ、サレンダーすることが欠かせません。ほんとうの自分と神とマスターは同じなのです。マスターは成功への扉であり、真の幸福、悟りへの扉です。マスターのブレッシングが、存在そのものと目から、手から、足から流れるのです。あなたが信頼とサレンダーから受け取る準備ができているかどうかが鍵なのです。そうしてそのことが起きるのです。

さて、インドでは、人々は托鉢（たくはつ）する聖者を喜んで迎え入れようとします。愛の思想がしっかり根づいているからです。人々は、修行した人、聖者が家に来ることで一家が浄まり幸せになれると信じています。迎えるのは、聖者ばかりではありません。修行僧をも喜んで迎え入れます。

そういう歴史的な習慣が、インドでは今日までずっと守られています。だからこそ、インドではいろいろな宗教が混在しながらも、みないっしょに生活していくことができているのです。

インドはもともと神の宗教、大衆的なヒンドゥー教の国です。そこにひとつの流派として、仏教が発生し、やがてイスラム教やキリスト教が入り、それらの宗教も、インドにとどまったのです。仏教は一度中世に滅び、第二次大戦後インドに再び復興しました。そうしてさまざまな宗教が根づくことになりました。

インドの人々は、他を受け入れる性質で、過去、イスラム教の王様が国を制覇して、多くの人がイスラム教徒になったり、キリスト教国によって植民地にされたりしたこともありましたが、人々はそれを、深い愛と平和を祈る心で乗り越えていったのです。

そうした歴史のなかで、ヒンドゥー教や仏教の源流である自然から生まれたヒマラヤ秘教の教えは、内なる真理であり、ほんとうの神の真理です。それを悟っていく瞑想は、実践の教えです。誰も侵すことのできない教えであり、途絶えることはないのです。また、それを理解するインドの人々が守りつづけたといえるのです。

このような話をすると、ではなぜインドでときに紛争が起きるのか、そうした人々の思想と矛盾するのではないかと思われるかもしれません。

それにはいろいろな理由があると思われます。ひとつには、世界で現在くり広げられている宗教間の対立構図がインドにも広がり、人々の心理に微妙な影響を与えているせいではないかと思います。それでも、彼らのひとりひとりは神への深い愛に支えられ、その根底に平和の思想が流れていることを感じずにはいられません。

日本人の場合は、宗教に対する感覚も、彼らとは文化が大きく違うわけですから、インドの人々と同じように理解していくことは難しいでしょう。

しかも今は、いろいろな価値観、思想、宗教が混在するだけに、個人の内なる成長であり、個人の内なる神との出会いであるヒマラヤ・シッダーの秘法瞑想から入っていかれるのが一番よいと思います。

かつてのインドの国がそうであったように、いろいろな価値観、宗派の違いを超えて大勢の人が瞑想することで、ひとりひとりが大いなる存在を信じ、自分を信じ、悟る人となる道を歩んでいただきたい、と願っています。

教義のみの信仰や学びは、知識を増やしたり、心を染め上げたりして、かえって教えの違いを際立たせ、組織間のパワー争いを引き起こしてしまうのです。

◉無限のクリエイティブなパワーを

残念なことに、科学の著しい進歩とともに、古来の知恵は滅びつつあるかのようです。それによって私たちは便利な生活を手に入れることができましたが、それにすっかり慣れてしまい、今では少しの不便さにも耐えられなくなるほど、私たちの精神はみごとにコントロールされてしまっています。

それはひとつの新しい宗教にどっぷりと浸かり、翻弄されているようなものです。

しかも私たちは、それによって大切なものを失っていこうとしています。その大切なものとは、信頼すること、優しい心や知恵です。そういう意味では、はたして今ほど心が貧しい時代が過去にあったでしょうか。そう思われてなりません。

医学の発達によって病気が治り、寿命が延びても、心の豊かさや知恵を失った私たちの生命力は、逆に弱まっていく一方です。生命力、つまり無限のクリエイティブなパワーというのは、私たちの内なる豊かさのなかから生まれてくるものだからです。

瞑想すると、あなたのなかに大いなる存在からのよい波動が広がっていきます。それをあなたは溜め込んで、逃がさないようにすればよいのです。それは生命エネルギーでもあり、あなたを生き生きと甦らせてくれるのです。

瞑想をするためには、信頼することが欠かせません。それで安心して、自分でも意識していなかった、蓄積された内側のネガティブなエネルギーをどんどん浄化できるのです。人によっては浄化のプロセスにおいて、否定的な怒りや悲しみ、疑いや心配などの、潜在意識に染み込んでいた過去の残骸の悪い波動が湧き上がってきます。

もし、そういった波動を感じたら、それは変容し、生まれ変わるための必要なプロセスであることを理解します。

人は、過去から、疑ったり、怒ったり、いろいろな心を使ってきているのです。それは自分のものであり、そのことを、はっきり実感することが大切です。

それを流していきます。あるいは、ああ、自分は今怒っているなとか、疑っているななどというように、そのままを気づき、自分を責めたり、よい悪いの判断をせず、受け入れ、本来の自分自身ではない、と気づき、手放し流していきます。

人は誰しも、外のことや他人のことはよく見えるのに、自分のことはまるで見えません。自分を見つめることができず、自分の内側に何があるのか、いったい何が起きているのか、気づくことができないのです。

目覚めることとは、自分の中に何があるかに気づくことです。自分が今どういう状態なのか、なんでイライラしているのか、何を怒っているのかなどと、そのことに気づき、立ち止まって、それを見つめていきます。

すべてはエゴの苦しみです。エゴに気づくのはつらいことで、痛みがともなうかもしれません。

心というのは、限りないほどにいろいろなことを思うものです。それらのすべては自己防衛からの働きです。そして、絶えず動いている心を静めて、やがて空っぽにさせるのは、ふつうには並大抵（なみたいてい）のことではありません。スイッチひとつでオフにできるというものではないからです。

しかし気づいていると、執着が取れ、そこから自由になっていくことができます。それは意識を覚醒させていくという気づきのドラスタバワ瞑想、シッダー・マインドフルネス瞑想です。

またさらに、最速で浄化を進める秘法があります。それはプラーナを活性化した、火のエネルギーで消すことであり、生命エネルギーの側からコントロールしていくのです。人は、生命エネルギーのプラーナなしでは、話すこともできないし、動くこともできません。このエネルギーによって生かされています。

そして生命エネルギーはさらにその奥にある創造の源から送られてくるのです。それは、私たちの内側にある生命の科学そのものです。そして、それこそがヒマラヤ秘教の《シッダ ークリヤ秘法瞑想》です。

潜在意識の曇りを積極的に浄化し、早く生まれ変わるための、こうした気づきの瞑想をはじめとする心身のエクササイズが、アヌグラハヒマラヤサマディ・プログラムという真の幸福と悟りの道を示すプログラムにあるのです。

◉瞑想するしないで仕事の成果は大きく違う

現代社会はものがあふれ、便利になった一方、現代人は総じて生命力が弱くなり、人体は病気の巣窟（そうくつ）になっているともいわれています。便利さゆえに、心と体は便利さに依存して弱くなったり、競争社会による複雑な人間関係で、すべてにストレスを感じてしまいます。そのストレスは、次々とやっかいな病気を生み、知らないうちに内臓を悪くさせ、ガンをつくり、精神を病ませ、感覚をマヒさせたりします。あるいは、さまざまな老化現象を引き起こしては、心と体のバランスを崩していくのです。

しかし、心と体、そしてエネルギーを浄めバランスをとることは、通常はできません。ヒマラヤの聖者は、そのことができる修行法を発見したのです。神を信じ、サマディからの知恵で、体と心をどうコントロールしていけばよいかということ、さらに体と心を浄めるため、バランスをいかに維持していけばよいかということを発見しました。それは神に到達し、ほんとうの自己になる、真の悟りと真の幸せを得るための道です。

さて、バランスをとっていくためのフィジカルな動きがあります。それはアーサナです。これで体の歪みを取り、背骨や骨盤を整えます。さらに瞑想法でアストラル体のエネルギーを浄めバランスをとるために、より細やかな音や光の波動で修行していくのです。

あなたの体は小宇宙そのものです。それを味わい、さらに自己探求していくことにより、あなたはすべてを知り、変容し、それを超え、ほんとうの自分になるのです。

そんなに気づきや瞑想ばかりやっていては仕事にならない、とお考えになるかもしれません。しかし、私はなにも朝から晩までそういうことをやりましょう、といっているわけではありません。ほんのわずかの時間を瞑想にあてたらいい、そうしたわずかな心がけの蓄積が大切だと申し上げているのです。

変容には人それぞれの感じ方の違いがありますが、確実にカルマが焼かれ、浄化されて、生きるのが楽になり、幸福になります。瞑想の習慣がある人とない人とでは、何年か先には、成果において大きな違いが生じてきます。瞑想をコツコツ続けていくことで、無限の財産があなたのなかに蓄積されていき、すべての方向に才能が開かれ、満ち足りていくのです。

目に見えないところが変容して楽になっても、体験、実践していない人にその効果を証明することは容易ではありません。ところが、病気になったり、家族に問題が起きたり、医者やお金では解決できないとなると、言葉を超えた神秘の教えしか救いがないと思うものです。

元気なうちは、自分の内側を浄める時間をとることなどは後まわしになりがちです。もっとも、楽しい感覚がすぐに実感できる遊びは別でしょうけれど。

人によって価値観が違い、人生で何をなすべきかという優先順位は異なりますが、まずは食べること、お金を稼ぐことなどが主であり、平和で愛の人になるなどという項目を掲げても、それはずっと後まわしになってしまうに違いありません。

ビジネス社会の第一線で活躍されている方にとっては、仕事が最優先であるのは当然のことです。しかし、一方で自分なりに心や体をケアし、豊かに進化して、神のような叡智を目覚めさせる人間になることもできるのです。

そうなる方法も、せっかくなら、根底からのケアであり、生命をよみがえらせ、智慧を湧かせる最強のものと出会ってほしいものです。

心と体の本質的なケアができると、仕事のマネジメントも、よりすみやかに、より正確にできるようになるでしょう。ただし、その心と体のケアをするには、外からではなく内側からバランスをとり、浄化して癒していくとよいのです。それが瞑想の実践なのです。

それはまず、はじめに、自分の源につながることで、生命エネルギーの恵みをいただきながら、すみやかに変容していくことができます。そして、ほんとうの自分に出会う悟りを得ていくという、叡智の人になっていくのです。

それでこそ、あなたは楽に生きていくことができ、望むものはすべて得られ、自分を幸福にするとともに、まわりを幸福にできるのです。

3　ヒマラヤ・シッダー瞑想でエネルギーの使い方を知る

◉ちょっとした不満でも病気のタネとなることがある

さまざまな病気がありますが、病気というのはひとしく、エネルギーのバランスのとり方のひとつである、ということができます。

生活習慣や癖、心の執着、つまりカルマの何かが過ぎてアンバランスになり、免疫力が低下すると、病気になります。そうしたなかで、心身は常に自然治癒力や自然回復力によってバランスをとりもどそうとします。

したがって、病気があらわしている症状は、体のなかの悪いものと激しく闘っている姿でもあると認識することができます。一般には、病気は具合が悪く、不安や心配のみが増幅するものです。しかし、そこには何かアンバランスをつくり出す要因があったのだからと冷静に気づくことが進化した心のあり方です。

では、それはどうしたらよいのでしょうか。もっと積極的にバランスをとれば必ず治る、と信じることです。

どのようにバランスをとればよいのか、そのひとつは、自己治癒力を高めるような心の持ち方をしていくことが大切です。まず感謝をし、不安より信頼を選択します。

そのことから、いろいろな気づきがあり、成長していくことができるのです。そのように肯定的になれば、病気は恐いものではなく、よいものになるのです。自分を見直す機会です。反省をし、感謝をする機会です。それこそいろいろな心の学びの機会なのです。

病気が重くなったりすると、何がいけなかったのかと、自分の生活習慣を振り返って反省する機会が生まれます。そこで、より心身のバランスをとるように努め、栄養バランスのよい食事をとるようにするなど、行いを改めたりするわけです。

苦しいときの神だのみといいますが、神を信じることは自己を信じることです。素直な気持ちになって、まわりの話に耳を傾けたり、今までの生き方を反省し、周囲の人に優しくしたりしはじめる人もいます。つまり病気は、肉体的にも精神的にも、自分を見直すよいチャンスともなるわけです。いってみれば、これは生き方を変えるチャンスなわけです。

ところが残念なことに、ひとたび具合がよくなると、多くの人はまるで何事もなかったかのように簡単にもとにもどってしまいます。病気で苦しんでいたときのことをさっぱり忘れてしまい、自分の勝手なエゴにとらわれ、バランスを崩す生活を行い、好きなものだけを食べたり、人の忠告も上の空で聞き流すようになってしまうのです。

自分が健康で満たされているときというのは、自分の内側がどうなっているかなど、本質的な部分に目を向けることなどあまりないものです。しかも、生活が満たされていて豊かな状態では、誰しも自分の運のよさに満足しています。もちろん、そうした思いも大切で、自分のなかの平和なエネルギーは、健康を維持していく秘訣でもあります。

しかし、いまだそれだけでは、真理に出会っているとはいえません。気づきがないままの生き方は無知の生き方なのです。まず、この肉体と心のメカニズムに気づくのです。いつまたこの心と体はバランスを崩すかわからないのです。

生きるということは、変化していくということです。そして、ときには台風のようにダイナミックに変化していく場合があります。台風は、ものすごい勢いですべてのものを洗いつくし、同時に破壊していきます。その破壊力があまりにも強いと、爆発に近い状態になり、人は立ち直れなくなってしまうかもしれません。

しかし、悪いものだけをうまく破壊できたなら、そのあとには台風一過（いっか）の青空のごとく、すっきりと洗い流され、よいものだけがきれいに磨かれて、再構築されていくことになります。私たちは、どんなときも平和でいられるように、何が起きても、気づきをもって日々の心と体のあり方を学んでいく必要があるのです。ですから、病気は進化と真理への道の扉になるのです。

さて、心の教えや霊のことについては、昔から、宗教の教えを通しての学びがありました。そこには、天国と地獄の教えがあり、神への信仰のすすめがあります。心の使い方でいえば、悪いことをしてはいけない、盗みを働いてはいけない、人を殺してはいけないなど、おもに道徳的な戒めを教えることで行動を規制し、エネルギーが否定的なほうに流れないようにしています。

とはいうものの、実際には、過去生から今までの、カルマという行為のエネルギーの蓄積として、ちょっとした怒りや恨みというものは、誰の心にも潜んでいます。それをあからさまに外にあらわすことはないにしろ、内側ではいつもブツブツ不満を言っているのと同じ状態であり、そうしたエネルギーは誰にでも確実に存在するのです。

やがてそれらは、どんどん蓄積して、結局はそれが自分の心を乱し、波動を乱し、ひいては内臓に穴を開けるほどの重症にまでなってしまうのです。

ですから、こうしたことがきっかけとなり、心と体のあり方を知り、それらを超えて自分を知り、意識を進化させ、真理を実際に体験し、やがて神をも体験していくことが大切なのです。

そうしたほんとうの成長を与えてくれるのが、アヌグラハヒマラヤサマディ・プログラムという、ヒマラヤ秘教の数々の瞑想法を含む実践の教えなのです。

◉瞑想で心を強くする

私たちは、自分が人とくらべてどういうレベルにいるかなどと、外側の優劣を気にしながら生きているところがあります。誰でも美しいもの、優れたものは、気持ちがよいので、そうなりたかったり、欲しがったりします。

あの人はきれいだとか、スタイルがいいとか、頭がいいとか、いろんなことができるとか、お金持ちだとか、ものをたくさん持っているとか、あるいは、きれいな家に住んでいるとか、学歴もあるし社会的地位も高いなどと、見える部分で優劣を決め、評価したり、うらやましがったりします。エゴが刺激されます。

多くの人は、外側から見える部分がきれいになるよう努力したり、さまざまな地位やタイトルを目指し、努力します。大なり小なり、外側のそれらの成果をほめてもらう機会も多いと思います。外側による比較は、誰の目にもわかりやすいわけですから、たとえ「自分は何ひとつ取り柄のない人間です」と謙遜している人であっても、ある面をとらえて、「君は、すごいね」と認めてもらえますし、ほめてもらいやすいものです。

しかし、心をきれいにする努力については、「まあ、きれい」といって誰かがほめてくれるということは少ないと思います。

内面に関することというのは、なかなか外側からはわかりにくいものです。ですから、「君はすごい知恵をもっているね」とか「君の心はいつも豊かで平和だね」などといったほめ方を、人はめったにしないものです。

さらにその人が、外側や表面的な目に見えるものでほめられることやほめることに慣れてしまっていると、内側のきれいさに価値があるということに、なかなか気づくことができないかもしれません。

しかし、もうとっくにお気づきでしょうか。そういうものこそ、実は大切な部分なのです。そうした豊かさこそが財産であり、人間としてほんとうに価値あることなのです。

おそらく、この本を手にとって、ここまで読み進んでいるあなたは、自分を深く見つめることができる人であり、肯定的な生き方を選択できる人ではないかと、私は思っています。

内側を浄化し、真理につながり、知恵ある心のあり方を知り、心をコントロールする生き方をしていると、エネルギーのロスがほんとうに少なくてすみます。それどころか、よい方向に使われるたびに徳が積まれ、ますますパワフルになっていくのです。

そうなるためには瞑想です。瞑想を進めることは、生きることを楽にしてくれます。意識を進化させる内側の変容は、人間にとって最高に価値あることなのです。自然なかたちで、人間性、品性を高める生き方です。

しかしそれは、エゴを落とす個人的な行為なので、ある意味では、非常に地味なものであり、外側からは見えないため、人からはどこがどう変わったのか、気づかれにくいのです。執着がなくなり、人格が変わる。それはとても楽になるということです。内側の変容はまず本人が感じられるもので、それこそ価値ある進化なのです。それをすべて感謝で受けとめます。あなたの意識の進化が、見えないところから人々に平和を与え、人間の進化を促すことにつながっていくのです。

さて、瞑想によってなにかの能力を得て、人を驚かせたいという願望をもっている人もいるようです。実際、ときどき受ける質問に、瞑想すると座ったまま飛べるなどの超能力が身につくのか、といったものがあります。

それは、ある種のエネルギーをコントロールし、強めることによってできます。また、分厚い電話帳を気合で引き破っていくとか、小指で鉄の塊を持つとか、歯でトラックを引っ張るなどのことをする人がいるようです。これは、トランス状態に入ることで、強い集中力を出し、そうしたことを可能にしてしまうようなケースでしょう。

しかし、特別なパワーは、それを使うことで、全体のバランスを崩してしまうことがあります。使い方によっては、超能力はとんでもない事態を引き起こしかねません。そもそも、そうした能力を得ることは、人にとって最終の目的ではないのです。

たとえば、その人のカルマが浄まっていないと、パワーが悪いほうにより強く使われてしまう可能性があります。ですから、正しい動機で正しい修行を行っていかなければなりません。人をコントロールしたいといったようなエゴの目的で、内側の修行をしてはならないのです。

なによりも、自分のカルマを浄めること、心を浄めることが大切です。そうしてこそほんとうの瞑想が起きるのです。また、瞑想によって得られるさまざまな恩恵は、断じて自分のエゴ的な欲望に使わないと誓うことです。

いただいた恩恵は、力を誇示し、人に勝つためのものではありません。

もちろん、犯罪のみならず、恨みつらみによる仕返しなどに使わないということも含まれます。

「みんなを愛すること、慈愛のために使います」

そう決意し、自分自身に約束するのです。

●体のバランスをとって上手に活用していく

瞑想をすると、エネルギーのバランスが整い、充電され、パワーがついてきます。

ところで、このパワーがつくということは、いったいどういうことなのでしょうか。一般的にパワーをつけるというと、スポーツ選手のことが思い浮かびます。スポーツをする人は筋肉トレーニングをよくしますが、当然、スポーツに有効な筋肉をたくさんつけていくわけです。

このとき筋線維も同時に太くなります。より重いものが持てるようになるように、筋肉が発達していきます。ただし、あまり筋肉が太くなり過ぎると、逆に硬くなり鎧（よろい）のようになってしまいますので、それなりの注意は必要です。

しかも、表面の筋肉を鍛えたからといって、内臓まで強くなるわけではありません。本来、人は筋肉を鍛えると同時に、内臓も鍛えなければ意味がありません。その点、ヒマラヤ秘教のある種の瞑想やアーサナは、内臓まで刺激が浸透していくため、内臓をも鍛えていく効果があるのです。

また、表面的な部分を鍛えるといえば、筋トレなどによって確実に筋肉をつけて強くなっていくことが連想されます。しかし、それだけでは内側を強くすることはできません。筋肉はバランスよく、正しく使えば使うほど強くなり、心もまた正しく集中して使えば使うほど、強く丈夫になっていきます。

また、そうした強い体と強くなった心を、自分のエゴの増大のためのケンカや争いごとなどに使うというのでは意味がありません。心をバランスよく進化させて、強くしていくには、使うこととともに、むしろ心をリラックスさせることが大切なのです。

そのためにまず、よけいなことを考えず、心を安らげるような対象に集中していくのです。やがてそれを瞑想に変えていきます。そうして心を休ませるわけです。

瞑想をして無心になると、まず集中力が増していきます。そうすると、無駄なことを考えなくなります。同時に理解力が増してきます。実は、この理解力というのがとても重要なのです。何かを読んで知識を増やして理解するということのみではなく、ほんとうにそれを体験し、味わい、感じて気づき、理解するのです。そして、さらには直感でわかるのです。

人は、物事が理解できずにいると不安になります。先のことは理解できず、わからないので、不安になります。たとえば、小さい子どもの目の前を突然白い布がよぎったら、その子どもは「お化けだ！」と言って恐がるかもしれません。しかしよく見て、白いシーツだとわかれば、安心するわけです。それは、恐怖から見るのではなく、正しく理解したために、気づきとなるのです。

瞑想によって心の曇りを取り去ると、正しい判断が進んでいきます。あなたは人生を楽に生きることができるのです。正しく理解できることが多くなればなるほど、私たちはますます思いこみに惑わされずに正しく判断し、安心して生きられます。

安心をすることで、ほんとうの意味で人は強くなります。ですから、無知から理解へと至ることは、自信を得て強くなるということでもあるのです。理解することは、知識での理解から、さらに進んで素の心、偏りのない純粋な心で見ることであり、正しく見ることなのです。それは、根源のレベルの知恵でわかるということなのです。

すると、いろいろな人の意見や自分の思いこみも取れ、中心にいて、正しく判断できるようになるのです。瞑想を進めていくことで、気づきが起き、心の曇りが取れ、そうできる人になっていくのです。

中心にいるということは、瞑想の心、純粋な偏りのない無心の心で見ることです。一般的には、人の多くは自分の考え、執着で、偏った状態で物事を見ています。ですから、ほんとうの意味で正しく見て、正しく理解できていないのです。

◉深い愛に満たされることの大切さ

また「愛は強し」という言葉があるように、深い愛に満たされていると、あなたの心は強くなります。その愛とは、レベルの高い愛、汚れのない愛、宇宙的愛のことです。愛とは信頼の別名です。強く見えないパワーを信頼すると、そこから無限のエネルギーが引き出されますから、疑いや不安や心配など否定的なものはどんどん溶かされていきます。

そして瞑想を起こすためには、変化する対象ではなく、そうした宇宙的な愛のような、根源的な、永遠不変のことを対象とすることです。源の存在に通ずる高次元の存在、ほんとうの自己を信頼することが最もよいのです。

とくに高次元の存在、神、ほんとうの自己、マスターへの信頼と愛で、受け取る力が強まり、ブレッシングをいただき、さらにパワーをいただいて、強く生きることができるのです。

このように、深い知恵と深い愛によって、瞑想はあなたの内側を強くしていくのです。ただし、問題はいかにそれを実践していくか、ということです。実践をしていくには、強い意志の力が必要です。それを英語でウィルパワーといい、ヒマラヤ秘教ではサンカルパと呼んでいます。それらは信頼や集中力から派生していくものです。信頼や集中力は瞑想することで、より強いものになっていきます。

次に体ですが、いくら筋トレしても、体そのものに歪みがあったり、曲がっていたりしていたのでは効果はありません。体全体の形を整え、調和した状態にもっていくことが大切です。

要はバランスよくあることです。いくら筋肉を鍛え強くなっても、いきなり押されたら傾いてしまうでしょう。しかし、バランスがとれていれば、筋肉はそれほど強くなくても、まっすぐ立っていられるものです。強さのなかに柔軟性、柔らかさ、バランスが必要なのです。

たとえば体が弱くて、しょっちゅう病気をしていても、長生きする人というのはけっこういるものです。そういう人たちというのは、実は病気を通して学び、浄化し、バランスをとり直すことで元気を回復しています。

それとは反対に、ふだん風邪ひとつひかないと豪語している人にかぎって、病気になると一気に気弱になり、病気と闘うどころか、簡単にあきらめてしまったりするものです。自分は丈夫で強いと過信し、安心してしまうのはかえって危険です。そういう人は病気になってもゆっくり休もうとしないため、いっそう悪化させてしまうことが多いのです。無知から自分を過信することほど、恐いものはありません。

まずは自分の体の状態をよく知り、うまくバランスをとりながら、心身ともに健康で、上手に自分を活用していくことができたら、最高の生き方といえるのではないでしょうか。

あなたは高次元の存在を信じ、瞑想をすることで、気づきが深まり、そして深いところからストレスが浄化され、リラックスし、表面では直らない深いところからの歪みが改善されて、バランスがとれ、柔軟性や優しさが生まれてくるのです。さらに、常に、信頼を通して宇宙的な愛が育まれるように瞑想していくのです。

◉瞑想する人としない人との大きな違い

瞑想することによって満ちたエネルギーというのは、純粋な光そのものです。その人がとくに使おうと思わなくても、その人がそこにいるだけで、まわりの人に純粋なエネルギーが伝播（でんぱ）して、癒しが起きていくのです。もちろん、それを何かほかの目的のために使っていくことはできますし、特定の人のために使うこともできます。

ただし、その場合もやりすぎると、心が消耗してきますから、瞑想だけは常に続けていかなければいけません。エネルギーに満たされた真の瞑想者には、いっさいのこだわりはありません。瞑想が深くなってきますと、さらに、宇宙と一体になっていくのです。

瞑想を進めていくには、いろいろな判断の心や欲などが湧き出てきても、それらにとらわれずに流すようにすることです。さらに、思いを捨てるとか捨てないなどということも考える必要はありません。瞑想を続け、エネルギーに満たされると、とらわれが消えていきます。

だからといって、あなたが消極的になって、何もしたくないようになる、ということではありません。そのプロセスで、旅行がしたいと思えばすればよく、カラオケで好きな曲を歌って楽しみたいと思えば、それを楽しめばよいのです。つまり、すべて自然体にしていればよいということです。あまりストイックにならずに、見つめていくのです。

もっとも、エネルギーに満たされ、内側が豊かになっていくあなたは、何が最も大切であるか、気づいていきます。旅行をしてどんなすばらしい景色を見ようと、どんなにめずらしい事柄に出会おうと、どんなに欲しいものを買ったとしても、内なる旅にまさる旅はないと気づくでしょう。

内なる旅とは消耗ではなく、充電の旅、自己発見の旅であり、真理への旅なのです。自分のなかに新しい自分を発見できる喜びに勝る喜びはありません。

どんなに好きなものを集めても、たとえそれがほんとうにすばらしく、また美しいものであっても、それによって満たされたと思えるのは、感覚や心であり、ほんとうにそのときだけのことです。

そのときが過ぎれば、それは真理ではないので、やがて自分のなかにどこか虚しさを感じたりしていくものです。それでみんな、また違うものを選び、その埋め合わせをしようとするのです。心の満足はすぐ飽きてしまい、移り変わってしまいます。

また、ほんとうに美しいものは、実はあなたのすぐまわりにもいっぱいあるはずなのですが、ふだんはそれに気づくことなく、見過ごしてしまっていることもあります。

ほんとうに美しいものを、見えるものも見えないものも含め、もっと見たり、もっと実感して感じたいと思うのなら、まずはあなた自身を浄化して豊かにしていくことです。

瞑想という内なる旅をしていくと、今までとはまた違うかたちで、楽しみを見いだすことができるわけです。

そのヒマラヤ・シッダー瞑想による楽しみとは、ふだんのあなたなら気にも留めないような、些細(ささい)なものにも気づいていけるということです。たとえば、病気が治って外に買い物に出る楽しみだったり、庭の草花に水をあげる喜びだったりします。ほんとうにそんな小さなことに、喜びを見いだせるようになるのです。

通常、人生を生きる姿勢を観察すると、人はステップを踏みながら、ひとつひとつ望みをかなえて、前に進んでいっています。しかし、ほしいものを手に入れても、なお自分の内側が満たされていないと感じるのは、人がまだほんとうの自分に出会えていないからなのです。

ヒマラヤ・シッダー瞑想は、そうした部分を一気にステップアップし、ダイレクトにほんとうの自分に向かっていく最高の行といえます。瞑想をしていくと、自分にとって何が一番大事なのかを知ることができます。そうすると、おのずと知恵ある行動がとれるようになるのです。そして外に向かうにしても、美しい行為、善行を進めることで、欲の心がよい心に昇華され、内側の曇りを取り除く助けになっていきます。そこに心の静けさと宇宙的愛があらわれてくるのです。

さて、休日など外に行かずに同じ時間をボーッと過ごすにしても、瞑想している人としていない人とでは、かなり違ってくると思います。たとえば、ボーッとしながらも明日の仕事のことを考えているとしましょう。

瞑想していない人は、体は何もしないでリラックスして休めてはいるのですが、そういうとき、あれが失敗したらどうしようとか、あれを片づけないとたいへんなことになるなど、やたらに心配事のほうへ気持ちが動いていきます。心が働き、体も休まらないのです。

ところがヒマラヤ・シッダー瞑想をしている人の場合は、あれは成功するに違いない、そのためにはこうやってああやってなどというように、クリエイティブな方向に考えていくことができます。そして、ボーッとのんびりしていられること自体をありがたいと思うのです。

あなたが、さらに意識の進化が進むと、今にいることができるのです。

第2章　瞑想を実践する

1　瞑想は心の掃除

◉執着はほんの一時のもの

あなたはこれまで一所懸命に勉強し、知識を身につけ、技術を身につけ、幸せになろうとがんばって生きてこられたことでしょう。心を砕き、自分を駆り立てるように、いろいろなことを学んでこられたのではないでしょうか。

あなたがそうやって生きてきた結果、自分なりに何かを得たと実感できれば、心はそれなりに満足します。また、そうやってバランスがとれている間は、さほど苦しいとも感じませんし、いろいろなことも乗り越えていけるわけです。

たとえば、見たいと思っていたものを見ることができたならば、うれしいという感情が湧いてきます。知りたい情報を得たときも、行きたいところに行けたときも、うれしいと思うに違いありません。おいしいものを食べたとき、よい音楽を聴いたとき、美しいものを見たとき、ほしかったものが手に入ったときも、人はうれしいと思うでしょう。仕事や趣味で何かクリエイティブなことを考えているときや、頭がすごくスムーズに働いているときも、楽しいと感じるはずです。

そのように、心は常に何かを求めて動き、時間を費やしています。そしてそれを得ることができれば、満足するわけです。しかし、だからといって、心全体が満足したということにはなりません。心のうちのほんの一部が満足したにすぎないのです。あるいは、感覚において喜びを得たということにすぎません。それによってあなたは一時満足できても、ほんとうの奥深くにいるあなた自身が満足しているわけではないのです。

あなたが満足しているものは、結局、体の感覚や心の枝葉の部分にすぎません。あなたが、そういう枝葉のほうにばかりエネルギーを傾けていると、あなたの内側の命の声がほんとうに望んでいるものに気づくことができずに、一生が終わってしまうかもしれないのです。

私たちはもっと大切なことを知るために、この世に送られました。そのことに気づく必要があります。

心のこだわり、執着について、ひとつの例をあげましょう。

人は、よい生き方を進めているつもりで、誰かに何かをしてあげたとき、無意識に見返りを期待してしまいがちです。優しくしたのだから、自分にももっと優しい言葉をかけてもらいたいとか、親切なことをしたのだから、もっとほめてもらいたいなどというように、善意でやってあげた分だけ、無意識に返してほしいと思ってしまうわけです。

それは純粋な心からの思いなのでしょうか。そうではなく、よく思われたいとか、さびしいというエゴからのものであるのです。

しかも、そうやって相手に求めたところで、はたしてその人が十分満足できるものが得られるでしょうか。実際、あなたがそのような行為をしたあと、相手から優しい言葉をかけられたでしょうか。思いきりほめてもらえたでしょうか。すごく感謝されたでしょうか。なかには、思いもかけない、いやな態度をとられたこともあったかもしれません。

たとえ運よく、他人からいくら優しくされても、いくらほめてもらっても、人はもっともっとと、さらに多くのものを求めてしまうものです。心はそうした欲望に縛られっぱなしの状態になり、渇望していくのです。そういう常に要求する心で、満足を期待しても、いったいどこに安らぎがあるというのでしょうか。

また、あなたの心が何かを求めているとき、あなたにとってそのことが一番重要なことであるかのように思えてきます。だからこそ、必死になってそれに執着するわけです。まるでとりつかれたように、そしてそれらが得られないとき、心は落ち着かず、苦しいと感じます。

とくに、なにか問題が起きると、それが永遠に記憶され、解決されずに、こぶのようにふくらんで、トラウマとなって貼り付いてしまうのです。そのため、そういう人は年中悩み苦しんでいくのです。そのことが気にかかり、無意識に心を使い、また、そうした心のからくりに気がつかず、苦しいことをまわりのせいにしているのです。

そしてやがて、求めているものが得られたにせよ、得られなかったにせよ、執着は心の深い部分に追いやられ、忘れたかのようになり、次の関心へと移っていきます。問題をいつまでも引きずっていたのでは次に進めませんから、とりあえず解決をするなり、あきらめるなり、忘れるなりして、自分なりに処理していくわけです。

また、何かを求め、執着し、苦しんでいても、より楽しいことに出会うと忘れ去っていきます。そしてとりあえずは楽になります。しかし、どこかには記憶され、カルマとして存在し、ある種の行動パターンをくりかえしつくり出します。

長い期間でみれば、すべては移り変わり、そして心は常に移り変わります。心の満足は移り変わり、まわりの状況も変化していきます。心は永遠のものではありません。

◉ひとつひとつていねいにはずしていく

人は、ほんとうの自分を知らず、そうした心を信じています。目に映るものは変化するものであり、永遠のものではない、そのことに気づいていきます。この世界の、ありとあらゆるものはイリュージョンだと気づき、我に返るのです。

ほんとうの自己は永遠の存在であり、すべてを創り出す源の存在、ビーイングであり、魂、神の分身です。あなたの中心に神の分身があるということに、ただ知識としてではなく、ほんとうに体験していき、気づくのです。神とは、至高なる存在のことです。

ほんとうの生き方、新しい生き方とは、執着や欲望のみに従うのではなく、本来の平和に満ちたほんとうの自分に出会って、真理を体験していくための道を歩むことです。それに達するためには、常に自分を浄め、気づきを深めていき、純粋になっていきます。つまり中心にいるようにするのです。それは真理とつながるのです。

そのプロセスで、中心の静けさのところから、常に何かに執着しているあなたがあらわれては、静かに落ち着こうとするあなたにちょっかいを出したり、邪魔をしたりしてくるかもしれません。しかし、もしそこまで冷静に、あなたが自分というものを見られているということは、すでにあなたが本来の自分を外側の自分とは切り離している証拠でもあります。

物事の渦中にいるときは、どうしても自分自身が固着した考えとひとつになってしまっていますから、冷静に自分を見ることはできません。ですから、とらわれた心で、固定観念を引きずったまま、行動に移ってしまうのです。

しかし、瞑想によって内なるものと対峙していくと、執着していたひとつひとつのものがよく見えてきますから、それらは何であるかということに気づき、ていねいに切り離していけばよいのです。また、それは瞑想によって溶け出し、はずれる準備ができたのですから、自然にはずしていけばよいのです。

こうした、こだわりや心の曇りに気づき、積極的にそれらを浄化していくための、シッダーの知恵による、ワークや各種の秘法は、すみやかに自然に人の執着や曇りを浄化し、はずすことができるのです。

ところが、そうしたことを無理にやってしまう人もいます。それではうまくいきません。外から「これが正しい考え方ですよ」といくら洗脳したところで、おそらく人は、ほんとうの意味で変わることはないでしょう。自分で気づいてはずしていかないかぎり、本質的に変わることはできないからです。また、そしてさらなる高次元の存在、それにつなげる悟りのマスターからのグレイス（ブレッシング）がないと、同じレベルのエネルギーでは変容できないのです。

しかも、ふつうのやり方でそうした無理をすれば、疲れてきます。なにかを我慢して何々せねばならない、何々でなければいけないと、常に自分を縛りつけようとする無理な力が、どうしても働いてしまうからです。またスピリチュアルなやり方といっても、根本的でないことが多く、さらに心を強めさせ、働かせ、本質でない、潜在する混乱した枝葉のエネルギーが強まって敏感になり、さらにいろいろなものを引き寄せて、たいへんな事態になってしまう人がいるのです。

あるいは、苦しみから救われたいと、感覚の喜びに依存して快楽に走ったり、あきらめて鈍感になったり、あるいは特定の集団の教えに救いを求めていく人もいます。それらの組織のなかで、ポジティブにがんばりあい、励ましあいながら進めていくと、十年、二十年という年月などはあっという間に過ぎ、人はすっかりその考えや教えに染まっていくのです。

そして、そうした感覚を喜ばす趣味や思想信条に依存しているうちに、時間はどんどん流れていきますが、そうした人がほんとうの自分と思っているものは、心の思い込みにすぎないのです。したがって、それによって実際のほんとうの自分自身に出会うことはありません。

心を楽にするために、感覚の喜びに夢中になったり、思い込むようなことなら、簡単にできます。そうした人は、実際の内側の気づきや変容ではなく、ただ教えの思い込みや、本などから得た知識で、自分勝手に理想のイメージをつくるのです。そのイメージの世界で、「ああ、私はほんとうの自分に出会えたのだ」「真理に出会えたのだ」と思い込んでいくわけです。

それは、たいへんに危険なことでもあります。

これに対して、サマディからの知恵は、創造の源からの真の知恵であり、心に気づきを与え、染め上げてきたものをはずし、その心を超えていくほんとうの自己になる教えなのです。

それはシッダーマスターという、サマディに達した人の愛と知恵による実際に変容する教え、信頼によって得られる祝福であり、今ここにいることのために、ほんとうの瞑想を起こしていく道なのです。それは稀有な道なのですが、今、その道に出会うことのできるチャンスがあるのです。

◉心のゴミを燃やす

すべての事柄は、原因があって結果があるという、因果の法則で成り立っています。そのことがわかるためには、内側に気づくことが必要です。それは、さらにカルマの法則ともいいます。

何事も、原因があって結果があるのですから、よい結果を出すためには、よい原因が必要です。よい原因を作るためには、それなりによい思いとよい行動をしていくことが求められます。

しかし、それが必要以上に強くなると、よい行動をしなければならないという思いと、その行動のために、必ず疲れてきます。たとえよい思いとよい行動であっても、本質からの強い願いではなく、無理な心のエゴからの思い込みで行うと疲れてしまいます。

また、自己を防衛するために、不必要な行動をしていることが多々あります。そうして、よけいなトラブルを引き起こしてしまうこともあります。解決を試みようとしているはずが、問題が大きくなったりと、いっそのこと静かにしているほうがよい場合もあるのです。

こうした体験は、誰にでもあるはずです。行為をすると結果が生まれますから、思い切って何もしないのです。この考えは勇気ある考えです。行動をやめてみます。そうです。行動をコントロールする必要があるのです。行動をストップさせるには、自分の思考をストップさせることが必要です。

そんなことをしたらバカになっちゃうじゃないか、そうあなたは思われるかもしれません。しかし、私たちは、そんな瞬間を日常においてけっこう経験しているものです。

たとえば、なにかショックなことに出くわしたときなどによく、「頭の中が真っ白になった」などという表現を使いますが、それは一瞬思考がストップし、放心状態になることを指しています。つまり、自分の精神を危険から守るために、自己防衛装置である自動制御が機能したということです。

こうしたことは、生命を正しく機能させていくための大切なヒントです。秘法瞑想の実践では、意識的にすべてを浄化して超えることによって、無念無想の状態を起こすことができます。そのうえで純粋な気づきのレベルから、思考をコントロールしたり、体の機能をコントロールすることができるのです。

それは悟りへの道、サマディへの道です。瞑想で覚醒して純粋になることであり、神のレベルの知恵をいただくのであり、決してバカになってしまうわけではありません。

人の思考は年中まわりつづけています。寝ているときもまわっています。表面の意識も、深い意識（夢を見る意識）もまわっています。そして知らず知らずのうちに、どんどん老化していきます。とはいえ、それは誰にもふつうに見られることです。どうでもよい思考に、とくに気にかかることに翻弄され、エネルギーを無駄に漏電させているのです。

アンチエイジングとか、肉体のレベルだけの若返り法がありますが、こうしたエネルギーの無駄な消耗を食い止めていくことこそ、免疫力を高め、美しく輝く真のアンチエイジングだと思います。ですから、本来は不可能であることですが、深い瞑想によって体と心の行動をまったくストップさせる必要があります。つまり心を浄化して、エネルギーをワンネスにし、思考を完全に休ませ、深い静寂を得て充電するのです。

行動する前には思いがあります。心が行動を支配しています。さらにその奥に、心を働かせる力の生命エネルギーがあり、それを生みだす見えない創造の源があるのです。瞑想によって、そうした内側の心と体とエネルギーと純粋意識のメカニズムを体験的に知っていくことが大切です。

◉ゴミの捨て方、手放し方

人には、過去から積み上げてきた行為の結果の思いや感情、その記憶があります。それは自分の中にもあり、宇宙空間にも記憶されています。その人の過去からの厖大（ぼうだい）な量の行為の結果の思いと記憶が、なにかを判断する際の元となり、嫌ったり執着したりジャッジしたりします。つまり、さまざまな否定的な心や感情と結びつき、純粋な思いのかせとなり、不自由な心をつくっているのです。

その多くは、実のところ要らないゴミのような存在なのです。ゴミと表現するのは少し乱暴な言い方に聞こえるかもしれません。しかし純粋な静寂の心からは、クリエイティブな心さえ騒がしく、ゴミとなるのです。その思いのゴミを払い、きれいにお掃除することで、すべての思考をストップさせていくことができます。

それを一気に、全部のお掃除ができればよいのですが、そういうわけにもいきません。そのためには、体と心をよく知るサマディヨギの知恵と愛が必要です。そうした抜本的な大掃除は本来不可能であり、誰にもできないことです。たとえば散らかり放題の部屋を掃除しようと思って、マッチを擦ってゴミをバーッと燃やして、はい終わりなどというわけにはいかないからです。

そうした〝ゴミ〟は、それぞれに応じて、すみやかに浄化していきます。

やはりお掃除というのは、効率よく、ある程度順番に片づけていくことからはじめなければなりません。まして心という部屋には、生まれてからの体験の記憶や、さらには過去生のものと、燃やしきれないほど大量のゴミにあたる心の働きが詰まっています。しかも、それぞれのゴミには、みな思い出や感覚が残されているものです。ですから、ゴミを捨てていくときも、それなりの捨て方や、ふさわしい手放し方というものがあるわけです。

たとえば、「ああ、これにはこのような思い出があったなあ」などと、しみじみ振り返りながら、ゆっくりと手放していく場合もあれば、一刻も早く燃やしてしまいたいような、苦い思い出が詰まったゴミもあるでしょう。あるいは、その断片が火の中でくすぶるのを見ながら、余韻を楽しむ場合だってあります。

そのようにしてゴミを燃やしたら、そこにぽっかりスペースができるはずです。怒りや妬みや苦しみが浄化され、深い純粋な心から、慈愛や優しさが自然に湧き出てきます。

それまで汚れてきたなかった部屋が、すっきりときれいになり、充電され、静寂や愛が湧き、クリエイティブな力が出てくるのです。

このことによって、あなたの気持ちはいかにも晴々することでしょう。自分の心が深く豊かになったような気がするはずです。そんな部屋から、あなたは、いったい何を引き出していくのでしょうか。それを考えるだけでも、何かわくわくしてきませんか。

あなたが内側への旅で、源の存在にさかのぼるため、サマディマスターの知恵のガイドのもと、ワークや秘法により、さらにアヌグラハの恩恵で、理解を進めていきます。そして安全に、思い切りよくすべてを手放していく。それがエンライトメント、悟りへの道なのです。そのために、内側を目覚めさせ、変容していきます。

心とは形がなく、目に見えない存在です。それをお掃除し、変容することは、本来不可能であり、誰にもできません。一般的には、ただサイキック的になったり、新しいよい思いを重ね、染め上げていくことはできますが、それは変容ではなく、マインドコントロールなのです。その心を自然にお掃除できるのが、ヒマラヤ・シッダー秘教の実践の教えなのです。

あなた自身のために、あなたの内側をきれいにお掃除してほしいのです。

あなたには、そういう時間をぜひ割いていただきたいのです。心と体の内側がきれいになれば、快適になります。それはあなたをリフレッシュさせ、活気づかせ、クリエイティブにしてくれるでしょう。前よりずっと視野が広がり、楽に生き、ほんとうの深い願いを実現していけるようになるのです。

そして、原因をつくらず、とらわれのないよい結果を自然につくりだす、自由な人生を歩んでいくことができるのです。あなたは自然に無理なく、自分にとってもよく、相手にとってもよい行為ができるようになるのです。

それは、やがてすべてを超え、心と体から完全に自由になり、ほんとうの自分となり、再生され、生まれ変わることの準備となります。つまり悟りを得ることにつながっていくのです。

◉内側がきれいになると能力も高まる

　私がお手伝いできるのは、内側からあなたを変えるという、まさに神髄（しんずい）の部分です。心と体のお掃除をしてもらうための躾（しつけ）とでもいうのでしょうか。それによって、あなたそのものを変容させ、幸せに導くというものです。

　ですから、単に目的を達成するための一時的な方法や、人生に成功する表面的な方法のみを伝授するというものではありません。それはどこでも教えてくれない最高の道であり、最高の人間に生まれ変わらせるものなのです。それは決してお金では買えないものです。

　人は何生も何生も生まれ変わり、少しずつ成長してきました。たしかに文化が発達し、一見人間は利口になった気がします。苦しみが取り除かれた気がしますが、いっこうに心の進化は進んではいないのです。そこには常に欲望があり、不安があり、争いがあり、憎しみがあるのです。また、病人はいたるところにいます。

　そうしたなかで、この最高の道に出会う人は、ほんとうに幸運な人といえるかもしれません。それは、ほんとうの価値がわかる人のみが出会える道であるからです。

ちまたには、いわゆる学びがいろいろとあります。最近は、成功するためとか、自己啓発をするための、ハウツーもののセミナーなどが開かれたり、それに関連した本もいろいろと出版されています。たとえばコンピューターの使い方から、言葉の使い方、挨拶の仕方など生活全般に関わることから、早く出世するにはどうすればよいかとか、社長になってどう成功していくかなど、ありとあらゆるやり方が本で紹介されています。

具体的には、催眠をかけたり、暗示をかけたり、マインドを強めたり、あるいは過去の成功者たちを取り上げていて、彼らはいかにして成功したか、その軌跡をたどり、成功に至る鍵を探したり、いろいろ分析しては成功の法則なるものを、なんらかの形で示そうとしています。

たしかに、大富豪になったり、一代で有名企業グループをつくり上げた人たちなどの成功談や、歩んできたプロセスを知ることは参考になり、それから学ぶことも多いと思います。しかし、それをそっくり真似(まね)したからといって、同じような成功を得られるかどうかはわかりません。人がそれぞれ持っているカルマ（過去生から今に至る、行為やその結果の記憶）が違う以上、表面的な部分だけをとらえて同じことをしてみても、結果はみな違って出るものなのです。

外側だけいくらそれらしく見せたところで、その人の芯の部分が変わらないかぎり、上っ面のもの真似にしかすぎません。

しかも、単に成功を目指すということは、人間としての価値からみれば、重要なことではありません。実際には、その人自身が内側から深く変わらないかぎり、エゴの欲望からではなく、個を超えた愛からの動機で、社会や人のために役立っていくという、クリエイティブで意識の進化した考え方からの行為には発展していかないのです。成功を求めるだけでは、訓練をしてただ一部の能力が発達するだけのことでしかありません。

◉大きな心の修行を

また、成功するためには、あなたのここを直しなさい、これがあなたの欠点ですよなどという形で、悪いところばかりつつかれていると、人は、むしろ元気がなくなり、落ち込んでいくものです。それどころか、直すところや欠点ばかりが自分のなかでクローズアップされ、それが気になってしかたがない、などということさえ起こりうるでしょう。

たとえば、「あなた、そのしゃべり方が悪いよ」と言われると、かえって、しゃべるのが苦手になってしまったりします。あるいは、「あなた、目つきが悪いよ」と言われたことで、変に意識して、ますます目つきが悪くなるということもあるかもしれません。

ここが悪い、あそこが悪いとただ指摘されても、自己評価を下げることになり、よけいに苦しく感じるようです。

しかも、言われたからといって、なかなか変われるものではありません。どう直したらよいか、わからないからです。表面的な修正で、癖などは直りそうな気がしますが、なかなかそれがうまくいかないのです。わかってはいるけれどもやめられないわけです。

実はそれは、なにか深いところからバランスをとるために起きている、必要な現象だからなのです。そこから一歩前進させるためには、その人自身がそれをまず受け入れます。

また、人間関係でいろいろな人を理解する学びも必要です。人との出会いにおける異なることに対して、その人は、そういう人なのだと理解し、その人を受け入れる大きな心の修行が必要なのです。つまり、変な癖があるということを、本人もまわりも、とりあえず受け入れていきます。

さらに真理につながり、深い浄化を行い、バランスをとり変容をして、気づいていくことができるのが、ヒマラヤ・シッダー秘教です。それは、元の完全なる自分、神のレベルになるということで、すべての癖が修正されるのです。

私たちにとって、今大切なのは、自分がどう生きるか、ということです。成功した人の生き方をただ真似するようなことではありません。それに、人を見ていくということは、そこに必ずジャッジの要素が入るため、正しい選択もできないばかりか、結局のところ、自分自身をも正しく見ることができなくなってしまいます。

そして、癖の心に気づき、バランスのとれた人になるために、まず瞑想を進めていくのです。あなたの内側がきれいにお掃除され、整理整頓されれば、今まで癖によってバランスをとっていたものが、中心からバランスがとれるようになります。そして、健康や安らぎを得るばかりでなく、内側からの知恵とパワーで能力を高めていくこともできるのです。

また、なにかクリエイティブなことを通して、浄化していくこともできます。たとえば、あなたが、小説家や評論家といった物書きになりたいと思って、いつも文章を書いていれば、それによって気づきと浄化が進み、あなたの源泉へとつながって、そこからパワーをいただき、淀みのない文章やアイディアが次々と浮かんでくることになるのです。

すべてのことは、瞑想を行う習慣により、奥深くの真理、つまりパワーの導きで、よりよいものになり、眠っていた才能が目覚めていくのです。

◉無心になるということ

あなた方から受ける質問でとくに多いのが、「どうして○○なのですか？」というものです。しかし、なんでもそうですが、人に答えを聞いたからといって、すぐに納得できたり、気づくことができるようなものは案外少ないものです。それが、私たちの内側の目に見えない事柄に関係ある場合には、なおさらわかりづらいといえます。

たとえば、私はよくみなさんに、「無心になりなさい」と説いていますが、それに対し、「どうやって無心になればいいのですか」と聞かれても、いろいろな方法があるので、これだと答えようがないのです。

さらに深い意味では、無心になるということがどういうことなのかは、人に聞いてわかるものではなく、自分で実感できてはじめてわかるものであり、それに気づくには、やはりそれなりの時間もかかるからなのです。

ですから、質問はできるだけ避けたほうがよいのです。質問すること自体が心の働きを行うので、無心になれないのです。その答えを理解しようとして、さらに心が働くからです。答えはすべて、瞑想していくなかで自然に得られていくものなのです。

瞑想していくと、自分の中のさまざまなことが見えてきます。そこにはエゴもあります。「ああ、こんなエゴもあった」などというように、ひとつひとつ気づいていきます。そこで「これはまちがっている。よくないことだ。なんでこんなものがあるのだ」などと、いちいち否定的にとらえ、自分を責めたり、がっかりする必要はありません。それでは再び心の中で争うことになってしまいます。そんなことをしていては、あなた自身がまいってしまうでしょう。

私たちは、ずっと競争社会のなかで生きてきて、ひとつひとつを、これはいけない、あれはいいと判断する教育を受けてきました。そのため、常に比較し、よいか悪いかを判断することが身についてしまっています。ですから、瞑想して間もないころに、内側がよく見えるようになると、客観的によくないものが出てきた場合、つい自分を否定したり、相手を批判している自分がよく見えてきて、とまどったり苦しんだりします。

それはあなたが本来もっている性格です。内側がよく見えるようになると、そうしたとまどいや苦しみが起きてきがちですが、それらの思いを引き起こすカルマを浄めている姿でもあるのです。どんどん空っぽになっていくプロセスで浄化され、いろいろなものが溶け出してくるのです。

何度も瞑想をし、静寂の空間が自分の中につくれるようになると、そのように自分や他人を批判したり否定したりする心のことを、うるさいと感じるようになります。そして、うるさいあまり、そんな心から離れたい、そうした心を失くしたいと思うようになります。

そのとき、ようやく心を静寂にしたい、純粋にしたい、あるいは無心になるということに対して、強く思いがいくのです。そして無心になるにはどうしたらよいかを考えるようになるのです。

このように、無心の価値に自分自身で気づくようになるまでには、それなりの時間がかかるものです。それこそが究極の悟りを得たい、すべてを超えたいという悟りへの願いを強くすることにつながっていくのです。心を超え、サマディに入る、エンライトし、真の悟りを得ていく道です。

ヒマラヤ・シッダー秘教のアヌグラハヒマラヤサマディ・プログラムは、最速で浄化して、カルマを溶かしますから、人は心の曇りを最速で浄化でき、無心になることができます。

ここで少し心のプロセスを見ていきましょう。

無心になるには、まずすべてのあるがままの自分を受け入ることからはじめなければなりません。心は自己防衛から、つまり自分を守る欲望から、好きになったり嫌いになったり、ときにはくだらないことにこだわっています。ですから、くだらない人間だということにも気づき、それを認め、そのうえで反省し、自分のすべてを許していかなければなりません。

あなたが最初に行うことは、あらわれている自分の行動を、気づきをもって見つめることです。通常、自分の行為に気づくということは少ないでしょうが、そこに意識をもってくるのです。

目や耳といった感覚器官は外についているので、外のことへの気づきがあります。人は何気なく物事を見ていますが、人それぞれ何に気づいているかは、人によって違います。人はとかく外側のことには気づきやすいのですが、内側のことには気づきづらいので、まず自分の行為や思いに気づいていくようにするとよいのです。

◉大切なものを「あげる」練習をする

すべての行為には欲望があります。たとえば、目の前に大小二つのお饅頭（まんじゅう）があって、大きいほうを相手が取ったとしましょう。あなたは、「ああ、大きいほうを取った。ずるい」と思いますか。ダイエット中の人なら、「大きいほうを取ってくれたから、小さいのでよかった」とほっとするかもしれません。あるいはそうでなく、お腹が空いていたときなら、「ああ、大きいほうを食べたかったのに」と口惜（くや）しがるかもしれません。

人は、たとえお饅頭であっても、そのときのコンディションで、それなりの感情を抱くわけです。そして、「ああ、いやだな。私の中にこんなに欲の心がある。醜い心がある」と思うかもしれませんし、そんなことは少しも思わずに、ガツガツ食べてしまうかもしれません。

これからは、そうした心に気づく学びをはじめましょう。そのような心に気づくことが、あなたの学びとなります。

そうすると、欲望に翻弄されず、思いやりを強く出し、愛から思うことで、「相手に大きいほうをあげてよかった」と、思えるようになるのです。心が進化し、「あげる」という気持ちを育てていくことができるからです。

一般に「あげる」というとき、あげて気持ちがいい場合と、あげるとさびしくなってしまう場合とがあります。子どもを見ていると、そのことが実にはっきりとわかります。たとえば子どもは、いらないものはポンポンあげますが、大切にしているものは決してあげようとしません。貸してあげることも、なかなかしません。

そこで、あなたがあげるという気持ちを育てるには、自分にとって大切なものをあげたときにどう思うか、ということを感じる練習をしていきます。その際には、いらないものや余っているものをあげるのではなく、自分が一番大切にしているものをあげるイメージをしていくのです。そして、そのときあなたがどう思うかによって、練習のレベルを上げていきます。

たとえば、「もったいない、損した」と思うなら、それはあなたがまだレベルが低いことを示しているわけですから、一番大切なものではなく、少しだけ大切にしているものをあげることからイメージしていきます。

そのように、徐々に練習のレベルを変えながら、大事なものを次々に手放していくことをイメージしていくのです。手放すということを逆にいえば、それは「あげる」ということです。

そうして最後には、最も大切なものである、あなたの生命を手放す練習をしていくのです。

サマディの修行には、こうした信頼のうえに立った、生命さえ惜しまない深い決意をする心構えが大切です。

しかし、一般には、私たちは命を失うことに対して恐怖心がありますから、生命を捨てることをなかなかイメージできません。人生は変化し、大切な人との別れや、大切なものを失うといった体験もあります。そこで、「あげる」練習をするわけです。要らないものは捨てていくのですが、それはあたりまえのことであり、すっきりする行為です。さらに進化して、捨てるのではなく、大切なものをあげる、あるいは捧げていくのです。

捧げるといえば、インドでは、人々は実によくお布施（ふせ）をします。お布施は「あげる」行為、捧げる行為です。彼らは、お布施を通して、自分のなかにあるこだわりの心、欲の心を手放し、神聖さを手に入れるのです。分かちあい、捧げるという、その行為で、自分自分という欲の心を落とし、心の執着をはずし、空っぽにし、本質に近づき、やがて幸福になっていくのです。

これは、外側の行為によって一気に心の執着を取り、浄化を進めることができる善行です。こうした布施や奉仕をする修行を顕教（けんきょう）といいます。それは自分を変えるための目に見える部分の実践の教えのことです。驚いたことに善行を進めることで、外側の行為から、心が浄まり、同時に内側のとらわれや執着が取れ、よい瞑想を起こすのです。

また、瞑想とは、自分を浄化する内側の実践の修行であり、顕教に対し、密教といいます。内側でマスターに信頼でつながり、見えない存在の恩恵を受け、自分のエゴを一気に落とし、あきらめ、すべてを捧げることのサレンダーを通して、空っぽになっていくという行為です。最終的には、ほんとうの自己にすべてを捧げること、もろもろの思いや、執着を手放し、源の存在に素直になること、それがサレンダーです。

こうして瞑想することによって、与えること、そして捧げることを理解することができ、「与える、シェアする、捧げることはほんとうの自分に還るための浄化なのだ」と気づくことができたら、今度はそれを、日々の生活の中で表現していくのです。

あなたが何かにこだわっていると気づいたなら、それは欲を背負い込んでいる証拠です。そうして背負い込んだものを降ろすには、無欲にならなければいけません。

それに気づいたら、ぜひ「あげる」「捧げる」、あるいは「シェアする」練習をしてみるのです。善なる行為を進めるとよいのです。執着がとれ、より質の高い瞑想ができるようになるのです。

◉瞑想は心のお掃除

アヌグラハヒマラヤサマディ・プログラムのヒマラヤ・シッダークリヤ秘法瞑想や、クリパ（弟子を通してのアヌグラハ）やアヌグラハのディクシャで、高次元のエネルギーや生命科学の知恵からの秘法、および積極的に煩悩を焼く瞑想で、すぐに明鏡止水の境地になっていくこともできます。

深い瞑想のガイドができるのはほんとうのマスターのみです。

また、心はいったい何なのか、体は何なのかということに気づいて、そのうえで、それをコントロールできる人になっていくことも大切です。

ヒマラヤ・シッダーの教えでの気づきは、アヌグラハのブレッシングのもと、サマディの知恵からのワークを通して行っています。自分の中の心の誤解や執着のさまざまな姿に気づき、それらを受け入れ、理解し、そしてそれらを超え、解放します。

そうしたことはすみやかに、マスターからのガイドのもとに行われますから、現在の自分の心が純粋であるかどうか、といったことにこだわる必要など、まったくありません。こうしたワークにより、さらにすみやかに雑念が取り除かれていくのです。

実は雑念も学びにほかなりません。そのいろいろな思いから、自分の心のあるがままの性質を知ることができます。心がまさに生きていて変化し、刺激を受け、リアクションする心に浄化が起きていくのです。瞑想は、心の中をお掃除します。刺激を受け、いろいろなよけいなものが溶けだし、汚れたものとして出てくることは正しいプロセスです。

生きるプロセスで、人の心は傷ついたり、怒りを抑え込んでいたり、悲しみに堪えたりと、過去からずっとそうした感情をどこかに押し込めていたりします。また、いろいろな欲望がかなわずに、イライラや無念の思い、あるいは好き嫌いの思い、さまざまな学びや思い込みなどを記憶やストレスとして抱え、それらが湧きあがっては沈下して、体や心のどこかに残骸として残っています。

そして、それらが社会において、人間関係のなかで刺激され、自己防衛としてエゴが、葛藤した機会に再び湧き上がるのです。

人生ではこういったことがくりかえされているのです。しかもそれは、ずっとずっと心の中で何生も何生も、悟りを得ないかぎり続けられていくのです。これは瞑想者でないとわからないことです。

ヒマラヤ・シッダーの秘法瞑想の恩恵をこうむると、あなたは全体にリラックスして、カルマが解放のプロセスで安全に浮き出て、消えていきます。つまりあなたは瞑想によって、まさにお掃除をしているのです。そんなふうに考えてみると、よりわかりやすいのではないでしょうか。

ヒマラヤ・シッダー秘法瞑想にはいろいろあります。順次、その人の進化にあわせて伝授することができます。

瞑想を進め、内側を見つめます。すると、きれいになったつもりであっても、見ているつもりでも、考え込んでいたり、次から次へと考えや想像がふくらんでいて、実は気づいていないという場合もあります。したがって、さらによく気づいていく必要があります。そうやって、瞑想を進めていきます。そうしたなかで、自分では忘れてしまった記憶の否定的なエネルギーが蓄積されていることもあります。

心の部屋がきれいになると、それまでいくら探しても見つけられなかった答えがすっとあらわれたりします。そして、気づきが深まり、洞察力が増したりします。つまりひらめきが早くなり、クリエイティブな心の使い方ができるのです。また思考が整理整頓されていれば、仕事をするうえでも能率がグーンとアップしていきます。

心が開かれ、余裕ができ、外からの刺激、あるいは人に対しても恐れがなくなり、オープンになり、「どうぞ、どうぞ」と心から招き入れることができるようになります。その結果、仕事もうまく運び、交渉も上手にまとまるようになるでしょう。社会生活にとっても、プラスになることばかりなのです。

◉ほこりを静めるコツ

これに対して、掃除をしない、つまり瞑想をしないままでいたらどうでしょうか。いくらよいものが中にあったとしても、心の状態が散らかった部屋では、いつそれを見つけられるかわかりません。宝の持ち腐れになってしまいかねないのです。つまりスペースがなければ、よいアイディアにしても、出るに出られないということです。

そして、瞑想をはじめて浄化していくプロセスでも、心のお掃除をすれば、ほこりもたちます。表面的に散らかったものは片づいても、その奥にある書類も取捨選択していかなければなりません。そのため、いろいろなものが出てきて、そうしたもののほこりが消えていくには、本来は相当の時間がかかります。つまり、事柄が浮き上がると、それに関連するものがネットワークのようにつながり、あれもこれもと浮き出てきますから、原因を取り除くまでは、ほこりは静まらないのです。

それを静めるためには、すべてを知るマスターが必要なのです。掃除機のように、ほこりを一気に吸い込むやり方を、マスターが教えてくれるからです。マスターは体のこと、心のこと、さらにエネルギーのこと、魂のことを熟知しているのです。マスターを信頼して強く根源の力につながっていけば、より安心で問題はないのです。そうでないと、瞑想をたとえはじめたとしても、長い間使っていた心は、強くなり、あなたを翻弄するのです。

さらに、高次元の存在につながらず、気づきのないままに一気にきれいになりすぎるということにも問題があります。というのは、環境の激変にあなた自身がついていけない場合があるからです。かえって住みづらいと感じてしまうようなら、大掃除をしても、なんにもなりません。

また、動物や魚でも、純粋培養されたものは野生のものと違って、免疫力が弱いといわれます。単に浄化することに異常にとらわれ、病的になったり、サイキックにならないためには、多少汚い部分というのも、抵抗力をつけるために、ある程度は必要です。

では、どうすればよいのかというと、コツとしては、高次元の存在につながり、常に気づきと知恵をもって見つめ、お掃除をしていくことです。最強の力、高次元の存在につながるシッダーマスターのガイドでそこに信頼をもってゆだね、瞑想をしていくということです。自分にとって一番居心地のよい環境を作れるのは、あなた自身ですから、少しずつお掃除しながら、快適な暮らしを維持していけばよいのです。瞑想をすすめ、いろんなことを受け入れ、気づきを深めていきましょう。

そして、見えない部分をお掃除するには、強い意志の力が必要です。表面的なものでなく、見えないところを浄めるということは、高い意識の持ち主なのです。見えないところ、そして形になる前を浄めることで、内側の平和と純粋さ、さらには深い神秘と真理があらわれ、バランスのとれた自然な品格があらわれます。それこそがほんとうの価値ある生き方です。

一般には誰もが、人が評価してくれやすい目に見えること、たとえば行儀作法や立ち居ふるまい、言葉遣いなどに重点をおいて行いがちですが、最も大切なことは、人が気づかない内側の心を浄めていくことなのです。それは自分を信頼し、見えない、すべてを知る存在を信頼することによって得られるものです。それはあなたにとって、一番の価値ある財産にもなることでしょう。

こうした見えないところの歪みや心の雑念や煩悩は、ヒマラヤ秘教の教えを通じて、最速で安全に浄化して取り除くことができます。そして人の心を変容させるのです。

2　瞑想で得られるもの

◉瞑想で直感とひらめきを得る

瞑想の習慣が身につくと、日々煩わしいことに悩まされ、次から次へと問題が山積しても、それを楽に受け止めることができるようになります。それぞれの問題に抵抗することなく、必要なときに的確な判断ができ、すべてがうまく進み、サッと風のように物事が過ぎ去っていくようになります。自然に物事が解決し、楽に生きていかれるようになるのです。

私たちの潜在意識の中には、何をどうしたらいいのかがわかる、すべてを知っている知恵の意識があります。

ところが、瞑想の習慣がないと、正しい感じ方、正しい見方、正しい聞き方、正しい直感などができず、心のすべてが浄化されていないので、エゴで心が入り乱れ、混沌として、常にどうしよう、どうしようと思い煩い、引いたり、押したりすることをくりかえしながら、心が揺れ動いてしまうのです。それがストレスというかたちで、人を苦しめるのです。

ところが、瞑想することによって内側が浄められ、静寂のなかのさらなる奥からの助けが働き、迷いや疑いなく愛と信頼をもって思ったことが、希望通りにうまく運び、自然にベストな道を選択できるのです。

最近の車にはナビゲーションといって、所在地や電話番号を入れると、その場所から目的地まで案内してくれる、便利な機械が取り付けられています。性能のよいナビゲーションであれば、たとえば渋滞などの道路の状況に応じて、最も効率のよいルートを、的確に選択できるようなものもあるようです。そうしたナビゲーターのように、瞑想の習慣がある人の場合には、この道を行くのがベストだという直感が働き、容易に選択していくことができます。

これに反して、直感が働かない人の場合は、人生を歩むうえで、無理な道を選んでしまったり、途中一方通行などにあって、方向転換せざるをえないなどのトラブルに遭遇したりするわけです。直感が働く人ならば、そうしたトラブルのなかにあっても、渋滞していれば抜け道を探すこともできるようになります。

そのように、最短距離と短時間で行かれる道がパッと光り、目的に向かってエネルギーがサーッと流れるというわけです。あなたも、そういうひらめきのある頭になれるのです。

もし瞑想をせず、情報のみが多くて、人生に疲れ混乱していると、どうなるでしょうか。木を見て森を見ずで、細部にこだわるあまり、その道を行くと行き止まりになるのにもかかわらず、こだわりのため方向転換できず、追突してでも行こうとしてしまいます。他は空いているのに、そのことが見えずに、あっちのほうがよさそうだと無理に行ってみたりしてしまいます。その結果、それ以上進めなくなったり、問題を抱えてしまったりするわけです。

もっとも人によっては、多少トラブルがあったほうが人生おもしろいし、生きている気がするというかもしれません。

しかし、私から見れば、そんな生き方というのは、なにか頭突きでもしているような、そんな歩み方に思えてなりません。あるいは重いリュックサックを背負い、足に鎖をつけて歩いているようにも見えるのです。

そんなことをしていれば、やがて体も疲れ、病気になってしまうのは目に見えています。たとえ鍛えぬいた体の持ち主で、はじめは体力や気力があっても、何度もハードルを越えているうちに次第に衰えていくものです。

残念ながら、そうしたエネルギーの費やし方を多くの人が無意識に行っているのです。そんな生き方を選択せずに、もっと楽に生きることができるのです。そして余剰の能力をもっと違うほうに使うべきではないかと思います。

それは経済的に豊かになるとか、学力をつけるとか、資格をもつとかといった、何かにさらにプラスしていき、それに依存するようなあり方ではありません。もっと自然な内側から知恵が湧きいでて、自由な発想で自然な行動ができる生き方なのです。

それはすべてを知っている源につながり、さらには、それと、つまり神と一体となっていくことです。まず創造の源とつながり瞑想をします。そのことで順次、平和と安らぎを得て愛が湧き、慈しみの愛で人間関係がよくなっていきます。ゆとりある人生となります。人の助けがいただけ、また、望めばすべてによいつながりをもち、願いがかなっていく道なのです。

◉ヒマラヤ・シッダー瞑想は「死を超える」練習でもある

ヒマラヤ・シッダー瞑想によって覚醒すると、自分の心の動きがよく見えるようになります。自分のエゴがよくわかるようになります。すると、なぜ自分がこんなことで怒ったり、イライラしたりしてしまうのか、なぜそんなことに無駄なエネルギーを使っているのかを、冷静に見つめられるようになります。

怒ったりイライラしたりしているのは、すべて自分の信条、自分のエゴのこだわりであり、深いさまざまな過去の体験の記憶から発生していることがわかります。これらはカルマが溶けていく姿なのです。

それらに気づき、さらにそれを活用していきます。反省し、そこを見つめ、あきらめてみようかとか、相手を許してみようかとか、もう少し待ってみようか、といった知恵が働くようになっていきます。さらに意識が進化して、そのときの状況に合った一番よい処理のかたちを選択することができるようになるのです。

さまざまな心のリアクションに対しても理解が深まり、反応を浄化させていくことができます。また、たとえ思うようにいかなかったり、病気になったからといって、不安になる必要もパニックになることもなくなります。浄化のプロセスをむしろ感謝して、冷静に受けとめられるようになるからです。

今、自分はこの病気にかかってバランスをとっていることを知らせてくれているのだ、そして必死に戦っているのだ、ということに気づき、どこに原因があるのかがわかってきます。

そのように順々に知恵を働かせていくことができるようになると、やがてあなた方は死をも恐れなくなっていくのではないでしょうか。そしてこれらのことも、気づきを深めながら、ワークの助けや各種秘法瞑想で根こそぎ浄化されていくのです。また、高次元の存在につながり信頼し、まかせることで自然に楽になるのです。

サマディに進むヒマラヤ・シッダー秘法瞑想自体が究極の意識状態にガイドする、つまり「死を超える練習」でもあります。

猪突猛進（ちょとつもうしん）にがむしゃらに進んでいる人が歩みをいったん止め、しばし至高なる存在に信頼でつながり、静寂と平和と純粋無垢な状態にとどまる時間を持つということは、自分の心やエゴの戦いやくすぶりをすっかり溶かしていくということです。つまり、死滅させていくのです。

仏教の言葉で、悟りへの道を苦集滅道（くじゅうめつどう）といいます。苦の原因、心のすべてを死滅させ、滅ぼしていく道ということです。

それでは、寝ているときはそれに近い状態ではないかと、あなたは思うかもしれません。たしかに寝ている姿は、一見、静寂で平和に包まれているかのように見えます。それは単に機能が低下していて、ほんとうに休めてはいないのです。

私たちの体が休み、表層の意識の頭は寝ているときも、深いところの潜在意識には、過去生からのさまざまな記憶があり、ずっと何かの思いが動きまわっています。そのために夢を見たり、寝言を言ったり、寝返りを打ってはあちらこちらに動いてみたりするのです。

それは昼間に受けた印象の緊張や思いが湧いていても、浄化されたり、気づいたり、深いところでバランスをとっているということです。スピリチュアルにいうと、体が深く休み、心があるアストラルのエネルギーが活動し、別の世界が展開していくのです。

さらに、私たちには、気づいていても、わかっていても、なかなかやめられない心の癖、体の癖があります。その行動を直すことができないのです。そして、心は外からの刺激にリアクションし、さまざまなコントロールできない感情やこだわりをつくったり、無駄な行動にエネルギーを使うのです。

そうしたエネルギーはカルマを積む一方、生きていくことでリアクションとしてあらわれ、昇華しカルマが解放されていくのです。そうして何生も何生も生き死にをくりかえすのです。寝ている状態ではあまり浄化されてはいないので、そこにそのまま混乱したカルマのエネルギーとして存在します。サマディをめざすための浄化で起きる、次元を超えた、覚醒をともなった、すべてが静まったワンネスの、深い死んだような静寂と、浄まっていない状態のただの眠りとは違うのです。

そして、こうした心の混乱や過去のトラウマや過去生からのさまざまな体験の記憶を、ヒマラヤ秘教のワークショップやアヌグラハ・ディクシャ、サンスカーラ・ディクシャで浄化することが必要なのです。

表面のさまざまなリアクションの感情や思い、行為は、深いところにその原因があります。そうした傾向をつくりだす原因の思いこみや、体験の印象があるのです。その部分と、そのエネルギーを理解してはずしたり、内側から愛で埋めていくのです。それはマスターの知恵と愛で癒されていきます。そして祝福や瞑想で、気づきが増し、深く浄められていくのです。

◉瞑想すると落ち込まなくなる

私たちには、目で見ている外側の世界のほかに、目では見えない裏の世界があります。人は常に外側の世界にこだわっています。常に比較の心をもち、人によく思われたいと思います。そして、人にどう思われるか、といった目に見えるところを気にします。そのため、きれいな洋服をあつらえたり、いろいろな髪の形にしたり、身につけるものにこだわり、身づくろいをして出かけていきます。

もちろん、そうやって外側をきれいに清潔に整えることは大切です。ただし、年齢を重ねるとともに、そうした衣類や飾りではなく、あなたがこれまで生きてきたありさまが、不思議と外側の世界にもあらわれるようになります。そしてそこに、身につけるものでは表現できない何かが、五十歳なら五十歳なりの姿というものにあらわれ、そうしたものが求められてくると思います。

その、目では見えない裏の世界とは、あなたの内側の世界です。内側の世界が満たされている人からは幸せな雰囲気が出てきます。そうした人は穏やかで満ち足りた顔つきをしています。しかし一方では、どこか深いところが満ち足りていないような雰囲気の人が多くいます。

お金も家もあり、恋人もいて、頭もよく仕事もできるにもかかわらず、なにか満ち足りていない感じがする人がいます。

その人は荒いエネルギーをしています。つまり、内側が満ち足りていないのです。その人は、ひと言でいえば表面のエゴのレベルの満足にとどまっていて、ほんとうの自分に出会っていないのです。そのため、内側深くに存在する、私たちを動かしている豊かなエネルギーが湧いてきません。真ん中の部分にパカンと穴が開き、そこが妙に力なく、空虚に寂しく涼しくなっているのです。

一方、お金や家がなくても、恋人がいなくても、出世できなくても、真理に出会い、内側が満たされている人には、幸せなイメージがあるのです。

外側の豊かさというのは、いつかは変化して失われていく可能性がありますが、内側の豊かさは誰も奪うことはできません。人は死ぬとき、外側の豊かさをいっしょに持っていくことは不可能ですが、内側の豊かさというものは、その人の中に、心のすみかであるアストラル体といわれる体やコザール体という魂が宿る体に、ずっと残りつづけていくのです。

ほとんどの人はよく、外側の世界に何かを求めて旅をします。心や体の感覚を満たすための何かを探し求めていくのです。知らない土地へ行き、美しい景色を見て、おいしいものを食べ、そこで誰かと出会い、楽しいおしゃべりをし、満たされた思いに包まれます。

しかし、どんなに楽しんでも、どれほど喜んでいても、深いところは満たされてはいません。というのは、外側の世界は、感覚や心の働きです。それは緊張や気づかいであったり、たとえ楽しいことであっても、エネルギーの消耗です。人は知らず知らずのうちに、自分の中にカルマを積み、ストレスをためていくのです。変化や刺激によって、心が少し豊かになった気がするのですが、深く内側が満たされることにはならないのです。

楽しいはずの旅でも旅から家に帰ると、誰もがホッとするものです。ああやっぱり家が一番いいなあなどと、旅先の緊張もとれ、くつろぐのです。そしてなによりも馴染んだ布団で寝られる幸せが実感されるのです。

そうした安らぎや気の休まる感覚というのは、実は私たちのもっともっと内側にあるものです。そこはすべての心や感覚の束縛から解放された、心の浄化のあとの自由と安らぎがあり、自分をいつも守ってくれているところです。

そのような、私たちのほんとうの安らぎはどこにあるのでしょうか。この肉体なのでしょうか、心なのか。心を超えたところなのでしょうか。それを得るためにはどうしたらよいのでしょうか。真の豊かさが内側から湧いてくるためには、どういう人生を歩んだらよいのでしょうか。

それらを探ることこそが、真の成長する生き方の探求です。今までの、何かを外からくっつけたエゴの幸福では、次第に混乱し、葛藤をつくり、安らぎがないのです。これからの新しい生き方は、内側からダイレクトに真理につながるのです。

私たちにとって大切なのは内側を浄化し、心のとらわれをはずすことです。さらに、変化するもの、ほんとうの自分ではないものを超え、真理につながり、ほんとうの自分に還っていくことです。そこで得られるものは絶対なる安心と安らぎであり、内側からの豊かさです。

人は、生きるうえで心が働き、先を考え、いろいろ疑問に思うとき、その答えがわからないと不安を感じます。明日何かあったらどうしよう、地震が来たらどうしよう、交通事故にあったらどうしよう、仕事がうまくいかなかったらどうしよう、などと考えて、想像がふくらみ、不安を増幅させていくのです。問題が起きる前からいろいろ心配して、どうしよう、こうしよう、ああしようと考えているわけです。

もっとも、「備えあれば憂いなし」という諺（ことわざ）のように、惨事に備えて最低限準備しておくことは必要でしょう。とはいえ、いつ起きるともしれないことに常に心を奪われ、心配していても、なんの解決にもなりません。意味もありません。むしろ、それだけで心を消耗してしまいます。

全体を見る目を養い、心配にとらわれるのではなく、クリエイティブに対処することです。今のことにリラックスして、一所懸命になることが大切です。人事を尽くして天命を待てばよいのです。

どんなに心配していても、問題は決して解決しないのです。高次元の存在、あるいは内なる自己を信頼し、無心で物事をやっていくなら、知恵が湧き、どうしたらよいかわかったり、よい結果が自然とついてくるのです。そのことが理解できるようになると、必要以上に心配しなくなるのです。

そしてその行動が人に喜んでもらえたり、人に無心で親切にできれば、よいエネルギーの循環が起き、力強くなり、不思議と落ち込まなくなるのです。すべては、学びととらえ、あわせて感謝をすることで、スッとこだわりが取れ、豊かになっていくのです。

そうした生き方をすみやかに進めるために、まず奥深い、光に満ちた存在につなげていくのがヒマラヤ・シッダー瞑想の実践です。

◉ヒマラヤ・シッダー瞑想は死ぬまでできる

社会にはさまざまな価値観があり、いろいろなルールのもとに構成されていますから、そのなかで生きる私たちは、どうしても疲れを感じてしまいます。

幸福になるため、生きるための競争社会にあって、小さな事柄から大きな事柄まで、さまざまな問題があります。仕事がうまくいかなかったり、人間関係がうまくいかないとか、自分の問題から家族の問題、社会の問題、環境の問題があり、地震があったり、原子力の問題があったりして、まさに不安だらけの問題がいろいろあります。

昨今はそうした疲れに耐えかねて、自殺する人もあとを絶たなくなりました。たしかに、自分を苦しめている環境から逃れて死ねば、すべてが終わりで、忘れることができるから、楽になると考えるのでしょう。

しかし、はたしてほんとうにその通りでしょうか。みずから生命を落とすことで、すべてを解決しようとしますが、心身の体験とその痛みのすべては、自分の体の内側にあるアストラルという見えないエネルギー体に記憶されていき、何回も生まれ変わる転生のなかでもその記憶は生きつづけていくのです。

そしてその痛みは、その人につながる親族に影響するばかりでなく、再び生まれ変わるための進化に影を落とし、苦しみとなるのです。ですから、自殺は一見、苦しみから逃れられる手段だと思われても、絶対にしてはならないのです。

自殺まで思わなくても、多くの人は、大なり小なりこのようにいろいろな問題を抱え、不安を抱いています。

しかし、今、人々に救いがあります。それは誰の中にもすべてを知る深い知恵があり、守る存在があり、そこにつながり運命を変えることができるということです。そこにつながり瞑想をすることです。

あるいは今は幸福であっても、真理は誰も知らないのです。そこにつながり、知恵とパワーを得て、愛を育み、さらに人々を幸福にするために瞑想をするのです。また、どんなに疲れ果てても、瞑想することで気持ちを楽にしていくことができるのです。

瞑想は静けさを得ること、理解を深め、パワーを充電するのです。瞑想することで、心のもろもろのストレスを溶かし、心を静めることができます。すべてを浄化し、内なる葛藤、闘いをやめ、静寂を得て、そこにとどまるのです。それは、欲望に翻弄されず、今にとどまることができ、否定せず見守っている生き方です。やがて心を超え、時間を超え、空間を超え、死を超えるという修行です。

まず、純粋な高次元の存在のエネルギーにつながりをつくり、混乱から集中、不安から安心へと導かれ、すべてを空っぽにしていくことです。そうしなければ、それは起きません。

空っぽにするというのは、バカになることではありません。源からの智慧が湧きいで、すべてがわかる人になるのです。怒りと、さらにエゴと無知が苦しみをつくり出すということ、そのことに気づくのです。そして、エゴを超えたところにあるほんとうの自分は苦しむ存在ではないことを体験で悟るのです。

ワークや各種瞑想を続け、心の気づきと浄化を進めます。アヌグラハのブレッシングのもとに行われるこの気づきのプロセスは、安全にすみやかに、理解とともに心の汚れが浄化できます。あわせてアヌグラハクリヤの秘法で、すべてのエネルギーを浄化し、コントロールします。そしてよいエネルギーを全身に満たしていきます。そのことで、苦しみからすみやかに解放されるのです。サマディヨギは、内なるしくみを知り、内側を変容させることができるのです。

このプログラムで、いろいろな葛藤などによって自家中毒状態になっている私たちの内部をクリアにできます。エネルギーのコントロールと知恵の気づきによって、解放が起きるからです。

それは自分の創造の源にさかのぼり、源に達し、真理を知って悟っていくプロセスにあるということです。

瞑想を行い、これまでの記憶をすべて浄化し、苦しみを理解し、恨みを許しに変える、つまり心を溶かして宇宙的愛になっていきます。各種のアヌグラハワークと各種瞑想の実践で、不必要なものは永久に消し、新たに知恵と結びついた進化した思いが、必要に応じて取り出せるようになるのです。

とらわれの記憶や無知を理解したり、浄化していく方法を伝えます。それらは音と光と気づきの瞑想や、アヌグラハ・ディクシャなど各種の秘法伝授です。シッダーマスターは、苦しみを解放する知恵とパワーと愛をもっています。そして、その知恵により、そうした否定的エネルギーの浄化を進め、それらを超えるのです。

つまり、いろいろな執着や混乱につながるエネルギーではなく、それを浄め、もっと純粋なパワフルなエネルギーと一体となります。すると、それまであなたが抱えていた恨みつらみや怒りなどが、消え去っていくのです。そして、あなたはもう一度純粋な心をもって生まれ変わることができるのです。そのときあなたは、もう何事にもとらわれない人に変容しているでしょう。

これらの技法やブレッシングは、アヌグラハヒマラヤサマディ・プログラムとして紹介しています。それらはベーシックコース、アドバンスコース、ショート合宿、合宿となって、段階を追った秘法と瞑想法が伝授されていきます。

◉瞑想のさまざまな段階

瞑想といわれる静かな、何もしない安らぎの状態を出現させるには、イメージからのアプローチや、音の波動から、光の波動、思考の波動、エネルギーのコントロール、アヌグラハというグレイスなどからの、いろいろなアプローチがあり、内側のいろいろな対象に対応した段階があります。

すべてのとらわれや思い、その記憶を浄めて生まれ変わることが、深い瞑想のなかで起きるのです。瞑想を進め、その体験のプロセスで、どんどん軽くなり、幸福になっていきます。瞑想をはじめられてしばらくの間は、あなたの中で、いろいろなことがわかってくるものです。瞑想によって頭はクリアになり、知恵が湧いてきます。脳の緊張が緩み、血行がよくなり、エネルギーが充電し、機能がよくなり、理解が進むのです。それは内側に何があるか、自分を知ることであり、あなたはすべてがあるがままの自分となるのです。気づきが深まりますから、そこには内なる無知から覚醒へのプロセスがあります。

また、いろいろな出来事は、反省をし、過去を修復し、浄化して気づきを深め、手放すために与えられたチャンスでもあります。あなたは今までの無知とエゴからの選択をやめ、気づきからの正しい判断をして、そこから離れていきます。

これこそが、正しく見たり正しく聞いたり、正しく感じるための、進化した、覚醒した人の生き方への第一歩です。

ある人の質問に、「瞑想すれば、すぐに自分が空になって悟れるのかと思ったら、そうではなかった」などというものがありましたが、瞑想したからといってすぐに悟れるものではありません。それというのも、最初からきれいな心身をもっているような人は少ないからです。すべてを受け入れることで葛藤がやみ、ほんとうの自分にサレンダーする、つまり、心が溶けてそこと一体となれば悟れるのですが、多くの人は、自分の内側に何があるかということが、ほんとうはわかっていないのです。

しかし、ヒマラヤ秘教の恩恵で起きるのです。ヒマラヤ秘教の恩恵は、あなたがコンタクトすればこの日本において今、身近に出会うことができるのです。その恩恵を受け取るための純粋な信頼があり、そして、すぐさますべてを自己に捧げるというサレンダーができるならば、悟りはすぐに起きさえするのです。

しかし、純粋な素直な心を誰もがもっているとは限りません。多くの人はいろいろな知識や心の記憶で、エゴが肥大しています。心がさまざまに混乱し、凝り固まっているのです。

たとえば、散らかって汚くなった部屋は、ちょっと掃除機をかけただけでは、さほどきれいにはなりません。瞑想する前は誰もが、ほこりや汚れがこびりついた部屋と同じ心の状態になっています。きれいにするには、ほこりや汚れを落とし、掃いて拭いて磨く必要があります。さらには変容していくには、壁の材質を変え鉄骨を組み直す、お掃除のみでなく建物の建て直しになるのです。それらの行為にあたるのが各種の瞑想です。なかでも、秘法の伝授を受けると変容が早く、順次それを続けていくとよいのです。

ですから、あなたは瞑想することで、自分自身をすべてきれいにするのだと思えばよいわけです。そう思うと、気持ちが楽になっていくのを感じるものです。

瞑想によって心の塊がほどけ、浄化のプロセスでいろいろなことが次々と浮かび上がり、思い出されていきますが、そうしたものは、今までの記憶であり、それらが浄化されていくのです。

そして、そのなかで浮かび上がる思いや不必要なことは、ほんとうの自分ではなく、自分にくっついたもの、つまり自分に属するものです。それはあなたがとらわれていたものです。あなたはそれを理解して流して手放して、より本質に、神に近づいていくのです。それはまさに気づきの連続の、楽しい、価値ある人生となるのです。

瞑想を進めていくなかで、内側が見え、自分の思考を見ることができます。あなたはふだん自分がどれほどくだらないことにこだわって、貴重なエネルギーを使っているのかということがわかってきます。それに気づけば、おのずとその人の生き方は変わってきます。

瞑想を行い、幸福になること、真の悟りを得ていくことは、すべてにオッケーを出すことであり、自他を愛し、受け入れていくことなのです。すべては無駄ではなく、学びであり、さらに内側を目覚めさせていき、変容し超えていくのです。

そうやって、あなたが二十代、あるいは五十代になっても、それぞれ、自然なかたちで心を磨き、魂を浄めることができるということは、ほんとうにありがたいことだと思えてくるでしょう。

瞑想することで、精神的な気づきや洞察を深めることができます。そしてあなたは、直感で生き、物事が複雑からシンプルに変わっていき、さわやかで優しい人になっていくのです。今までの、心と体によろいをつけてがんばり、他を排斥(はいせき)する生き方から、よろいを溶かし、捧げて神と一体になる、安心と信頼の生き方に方向をチェンジするのです。

年齢を重ねるにつれ、誰しも肉体的な老化が進み、老い、形態の美しさの変化に不安をおぼえていきます。もちろんそうした気づきから、外側ではなく、目に見えない内側をいかに満たしていくかが重要であることを知ります。そうして根本から内側が輝いている人は、外側もすばらしく輝いて、それぞれの輝きで味わい深く見えてくるのです。

瞑想により、心身の浄化が進み、さらに根源の生命力とつながることで、内側からの自然な美しさがもたらされていくのです。そして自分も本質そのものになっていくための成長を続けるのです。

このように瞑想によって、いくつになっても進化が可能なものだということがわかります。八十歳になってスポーツや勉強をはじめるのはものすごくたいへんなことですが、パワーの源泉につながり、心身魂を、エネルギーを蓄積して磨くことは、生命がよみがえるための行であり、不死をめざすことです。もちろん死ぬまで続けていくことができる、まさに最高で本質の生き方なのです。

会社のトップの社長さん、国のトップの大統領や首相は、その責任の重さと、精神的な苦労はたいへんなことと思います。しかしその地位はずっと続くものではありません。第一線から退いて、肩書がなくなってもとの生活にもどってもそこに人生はあるわけです。どの場面の人生も重要なのです。ですからたいへんなときはもちろん、その地位をはずれてからも、生命力を満たす真理の生き方を、悟りへの道を進めるのです。

人生のほんとうの使命を知り、生命の源に出会い、自分を真に満たしていきます。死ぬまで、あるいは死後も、魂の進化を進めてそれをシェアでき、豊かに生きられるというのは、ほんとうに幸せなことなのです。

◉瞑想は人生を喜びに変える

成功する人は、一般にＩＱ（知能指数）が高いとされていました。しかし今は、ＩＱよりもＥＱといって、いわゆる心の知能指数のほうが重要であると考えられ、成功する人のＥＱの高さが注目されるようになりました。それはともかくとして、瞑想することによって、ＩＱもＥＱもどちらも高くなることが実証されています。

瞑想する前と瞑想したあとにテストを行い、くらべてみた結果、明らかに後者のほうが数値が高くなっていることがわかりました。

大勢の方がそれを確認されていますが、そのなかのひとりがこんなことをおっしゃっていました。

「不思議なのですが、まるで脳細胞が自分のものではないような気がしたのです。自分はいったい何を話しているのだろう、と思えるような感覚でした」

一般的な言い方をすれば、瞑想をしたら頭がよくなったのです。それは興味深いことと思われるでしょうが、瞑想をすると、この方のように、瞑想をしていない自分との差が歴然とあらわれてくるのです。

私についていえば、何時間寝たとか、仕事をしたとか、そういうことにはまったくといってよいほどとらわれないのです。もっともふつうの人は規則正しく生活するというリズムが大切ではあるのですが、瞑想を続けて、時間を超え空間を超えたサマディヨギにあっては、睡眠時間は短く、時間と環境にとらわれず、自由で今に生き、瞬間に集中でき、解放できるのです。

私は常にサマディレベルにあり、深い瞑想は心身をリフレッシュする究極の方法であり、瞑想すれば、疲れがただちにとれてしまいます。

今は、私は多くの人々と関わり、自分が汚れるのですが、人々を救うため、人々のカルマの汚れを吸収して浄め、源の存在につなげ、さらに知恵やパワーを捧げています。

さて一般的には、残念なことに、瞑想の習慣がない人は、過労が蓄積され、バランスが崩れて、たいていの人が病気になっていきます。

たとえば、中年を過ぎてもなお運動して、体を鍛えている方はけっこういらっしゃるものです。ただし、体に執着して、いくら一所懸命運動しても、その人の意識が進化することにはなりません。がんばればがんばるだけ、心が強くなり、エネルギーが消耗されていくのです。

運動は人間にとって最も基本の動きです。そして瞑想は内側への旅、進化の旅です。あなたを魂のレベルから浄め、調和をとり、進化した人に生まれ変わらせてくれるのです。瞑想を行い、深い静寂を体験することで、そうした度の過ぎたがんばりを断ち切り、体への執着をなくすと、心がリラックスして、すべての痛みや苦しみから解放されるということが起きます。

したがって、運動されている方はとくに、瞑想も同時に続けられていくことが大事です。そうすると、常に深いところからのエネルギーの充電を受け、意識を進化させる、バランスのとれた人生を送ることができるのです。

人というのは調子がよくなると、苦しかったときのことを忘れていきます。

ですから、瞑想をすることで、たとえ調子がよくなっても、そこに安住するのではなく、その後もずっとコツコツと瞑想を続けることが大切です。そこからがほんとうの浄めです。

病気や疲れからの脱出のみでなく、高い目的をもつのです。ほんとうの自己に出会い、神聖な人になっていくという、はかりしれない進化につながる悟りに向けての瞑想を続ける決意をすることが肝心なのです。

瞑想を習慣に持つ人は、つまらないことにとらわれたりしませんから、まわりの人たちをものすごく楽にしてあげられます。あなたの存在がまわりの人を癒し、人を助け、勇気を与える存在になるのです。さらに、神につながり、愛を出して、実際に人を助けていきます。あなたの生き方と波動がまわりに伝わると、まわりの人も平和で豊かになっていけるのです。それは、大きな社会への貢献といえるのではないでしょうか。

外と内の行為が豊かになり、覚醒した人になっていくことで、家族や先祖も浄めることになり、さらにまわりにも影響を与えていきます。それがひいては社会を豊かにし、平和にし、レベルの高い社会を築き上げる基礎となるのです。そうすれば、多くの人々が、ほんとうに価値ある生き方を知ることができるようになるでしょう。あなたは、単に感覚の喜びや欲望の成就のために生まれてきたのではないということを、今たしかな認識として受け止めていただきたいと思うのです。

覚醒した人になっていくといっても、あなたはこれまでと変わらない生活を続けていてよいのです。まず、朝晩のわずかな時間、瞑想を行うのです。そして、それが、あなたの生活の一部となれば、ほんとうに豊かで満ち足りた愛の生活を送り、人々に優しさをシェアしていくことができるのです。すると、あなたの人生は、まさに喜びとともにあり、まわりの人にもそれを伝えることができるのです。

3　百歳を過ぎても美しく生きる

◉マントラの波動で心がひとつになる

宇宙の源の存在から光が生まれ、音が生まれます。音の波動は言葉を創造します。思いを創ります。音の波動は源に通じます。音の波動は、あなたの心身を確実に深いところから浄めます。音の波動を内側に広げ、それを感じます。思いが消え、やがて内側に静けさが広がります。そこには内側の安らぎがあり、愛があります。

あなたがあなたの内側の愛に意識を向けているとき、あなたの内側が愛と平和とパワーに満たされていきます。さらに優しい気持ちと愛と平和が広がります。

音の波動、神秘の波動は、段階を追ったエネルギーがあります。神という根源の存在に通じるエネルギーです。あなたは波動に意識を向けて、それとともにあります。

その波動はマントラの種類により、自分の体と心のそれぞれの部位を整え浄めてくれる、科学的な作用があり、心の中の毒を溶かし、バランスをとるという働きがあります。波動は心ではありません。あなたがその波動とつながることで、それは心を浄め、さらにそれを超えたところに連れていってくれる乗り物です。

音楽は音を扱います。

とはいえ、たくさんの音楽を聴いて耳を肥やすことと、内側の魂への旅とは違います。それを聴くことで、作曲者の気持ちを感じ、カルマを感じるのです。音であっても、その曲にはその人の思い、つまりカルマがそこにあります。それはカルマを浄める音にはなりません。時に癒しの効果があるかもしれませんが、思いや想像を強めてしまうのです。

自分自身のカルマを浄めることのできる波動とは、いったい何でしょうか。それは祈りの波動と瞑想の波動です。祈りの言葉の瞑想でしっかり信頼を深めます。次に聖なる音の波動の瞑想秘法をいただきます。

その波動は、人工的につくり出されたものではなく、自然そのものの波動、神からの贈り物であるとともに、真のサマディマスターにより生み出され、唱えられ浄められ、パワーアップした聖なる波動です。

それは本を読んだりして得られるものではありません。ディクシャという高次元のエネルギー伝授とともに、直接その音の伝授を受けることで、あなたの内側にスーッと溶け込み、深く、聖なる音の種が植えられるのです。その聖なる波動の瞑想法をサマディ瞑想といいます。

聖なる波動は、あなたの奥深いところから、あなたのカルマを浄めてくれます。シッダー・ディクシャというエネルギー伝授の儀式と、サマディ瞑想の伝授によって、その音の波動をいただき、持つことによって、あなたは安全に、楽に、シンプルに、自然に心身のカルマの浄化と平和のための瞑想修行をはじめていくことができるのです。そしてやがて川が海に流れ込むように意識が広がり、ワンネスになっていくことができるのです。

◉心の科学を知り、仕事のストレスと病気を超える

私たちは、常に時間に縛られて生きています。時間をマネジメントしろといわれるほど、時間を無駄にせず、決められた時間内に物事をこなしていくということが求められる時代です。

そのため、いつもいつまでにこれをしなければならないというプレッシャーで、人は常に緊張を強いられています。ところが、それがあまりにも度を過ぎると、時間ノイローゼになってしまいかねません。

社会には、いろいろとよいシステムがいっぱいあるわけですが、それをうまく使いこなしていくには、時間に追われて、緊張の中であくせくするのではなく、むしろゆったりとした

気持ちで、全体を見まわせるくらいの余裕が必要です。

　効率よく動くことは大切ですが、それによってあなたがあまりに不自由な思いをしていると、今度はそれで苦しむことにもなるからです。心に余裕がないまま長い間生活を続けていると、やがてそれはストレスとなり、自分で自分の心をコントロールできない人になってしまいかねません。

　社会には、それをよい習慣として巧みにやりこなしてきた人や、強い心の持ち主もけっこういますから、そういう人には何も問題がなく、力強く生きているように見えるかもしれません。しかし、病魔は突然のように襲ってくるものです。一所懸命働き続けていた人が、突然、くも膜下出血になったり、脳血栓になったりして倒れるのは、実は、内側の見えないところの心の思い込みやストレスで自律神経のバランスを崩して、機能の不調和を生み出しているケースが多いのです。

　もしあなたが、丈夫な体と、いろいろなことに耐えられる強い心を持ち、バイタリティーに富み、意欲的で、一見何不自由なく幸せに社会生活を送っていると思っているのなら、ぜひ少し立ち止まって、自分の体の感覚や内側の微妙な変化に意識を向けていただきたいと思います。自分の中で何かが起きているのではないかと、少し意識を向けていただくだけでよいのです。

人は肉体のみが丈夫で、あるいは、心が強く、運がよくても、まだほんとうの自分を知らず、深いところからの真理の知恵を得てはいないのです。人には意識の進化という真の成長があります。より進化した知恵の人となり、慈愛の人となり、完全なる人間となることが、人生の最高の目的なのです。この生をより本格的な生き方に費やしていっていただきたいのです。

睡眠時間を削って、分刻みの仕事をこなしている方も少なくありません。ほんとうにこれほど忙しい時代です。自分のことなど、つい後まわしに、などということはよくあるでしょう。しかし、忙しい時代だからこそ、私たちは静かに内側に意識を向けて、自分を見つめる時間を持つことで、より大切なものに気づいていかなければなりません。

自分の中に何があるのか、自分の心とはどういうものであるか、ということを明かす心の科学を知ります。さらに自分を生かしめている存在、時間を超えた存在に思いをはせ、創造の源についてほんとうに知る必要があるのです。それは最も価値ある、内側の源泉への旅です。そういったことを実践するのが瞑想です。

瞑想はあなたの内側を整えていきます。瞑想はあなたを浄化し、あなたはすべてを知っている、純粋無垢な本来の自分に還っていくことができます。

したがって、瞑想の習慣をもつ人ともたない人とでは、その生き方に将来少しずつ、やがては雲泥の差が生じてきます。瞑想の習慣をもたない人は、ストレスが蓄積され、塊をつくりだし、頑固になり、無駄な努力が多く、やがてそれらによって疲れ、それに打ち負かされていくでしょう。

これに対して、ヒマラヤ・シッダー瞑想をしている人は、常に浄化され、頭がクリアで、時間を超え、自由な意識で生き、永遠の存在からの恵みをいただき、高齢になっても、まわりを助け、美しく生き、年を重ねることが喜びになって人生を送ることができるのです。昨今の研究によると瞑想は脳の若返りにとってもよいのです。

■初心者でも簡単にできる瞑想法①——ため息の瞑想

嫌なことがあったようなときや、気持ちが沈んでいるようなときには、「はー」「うー」「あああー」といった、唸(うな)りの呼吸をしてみましょう。お腹が痛いときなど、みなさんは唸りの声を出しますが、苦しいときには、そのように唸ると、楽になるものです。

デスクワークが続いていたり、気持ちをリフレッシュしたいようなときにも、「はー」とか「うー」とか「あああー」と小さく声に出してみましょう。そして、徐々に、品よく「ふー」という呼吸に変えていってください。

第3章　サマディへ至る道

1　紆余曲折を経てサマディの道へ

◉私の青春時代は結核との闘いだった

私は、サマディに至る道、実践的にほんとうの自分になる道、真の幸福になる道のヒマラヤ・シッダーの知恵をあなた方にお伝えするために、今ここにいるのです。

サマディは、ヨガの修行の究極のステージです。深い瞑想によって得られる真の悟りであり、究極の境地です。すべての感覚器官、そして体と心をコントロールし、死を超え時空を超え、光となり、創造の源、神と一体になることです。そしてサマディの中で究極の真理を悟るのです。

サマディは、ムクシャ、ニルヴァーナ、涅槃ともいいます。サマディに達した人には、いっさいの苦しみもなく、喜びと愛とパワーと知恵が満ち、さらにはそれをも超える存在になっていきます。

インドでは、サマディは、人の意識の進化の最高の境地とされ、サマディをなす人のことを最も尊びます。その精妙なエネルギーは、地球の磁場と人々を浄めていきます。ヒマラヤの奥深くに住み、人の前にはあらわれないヒマラヤ・シッダーといわれる聖者はサマディを行い、深く何年も、いや何百年もサマディに没入しています。インドにいる、真理を求め、悟りを求めている二千万人もの出家の修行者のあこがれのステージなのです。

しかし、私がその真理の修行に出会うまでには、ほんとうにさまざまな紆余曲折がありました。誰もがそうした真理の道に出会うことは、稀有なことであり、困難なことなのです。それにもかかわらず、この本を手に入れているあなたには今、幸運にも、ほんとうの幸福と成功を手に入れる、たしかで最速の道が示されているのです。

まずは、私のことについて、そして、いかにその道に出会うことが稀有なことであるか、その一端について、述べたいと思います。

私は、少女のときから物事に対して一途に追究するところがありました。なぜ、なぜと、物事の奥のしくみを解き明かすために行動し、小さいながら、いろいろなものをクリエイティブにつくっていました。そして、よくいえば、親からは、聞きわけのよい子と言われ、素直でがんばり屋さんだったのです。成長するにつれ、「まじめがよいこと」という価値観で、そのために、どこかいつも肩ひじを張って、緊張しているようなところがありました。

成長したある時期、自分の体をもっと鍛えたいと思った私は、水泳教室に申し込みに行きました。ところが、入会するには健康診断を受けてからと言われ、胸のレントゲン撮影をしたのです。すると驚いたことに、私の肺には、結核菌が一面に広がり、すでにそのとき、かなりの段階にまで進んでいたのです。

実は、それ以前から、歌を歌っていると、妙に咳き込んで歌えなくなってしまうなどということがあり、どうしてだろう、なんかヘンだとは感じていました。また、父は私が一歳半の時に結核で亡くなっていました。調べたわけでもないので定かではありませんが、もしかしたら私は、その父の結核菌に感染して発病していなかったのかもしれません。

ですから、私が運動して体を鍛えたいと思っても、いくらやる気があっても、体のほうがそれについていけないという状況が、ずっと続いていたのでした。

結核と診断された私は、しばらくは絶対安静の療養生活を送ることになりました。そして、悲しいことに、それが私の青春時代だったのです。

◉病気がきっかけでヨガに邁進した

病気が大きなきっかけとなり、私は、体と心のしくみについてもっとくわしく知りたいと思うようになりました。療養生活を続けながらも、関係ある本を探しては読んでいくといった日々が続きました。私がヨガを本格的にはじめようと思ったのも、そうしたなかでのことだったのです。

　もっとも私は、それ以前にもヨガには興味をもち、自分なりにずっとヨガのエクササイズをやってはいたのですが、そのたびにどこか体がきついと感じていたのです。それでも、何事にも一生懸命ではあったのですが、私の体は結核に冒されていったのです。しかし、それで落ちこむことなく、それを学びとしてさらに心身のことを追究できたのは、やはりヨガで得た生命力のおかげではなかったかと思っています。

　結核に冒されたのは、おそらく私の中に、なにかしらの歪みがあったからなのでしょう。あるいは、私自身がそうした歪みを受けやすくなっていたからなのかもしれません。そういうなかで、あるとき爆発するかのように、結核という最悪のものが一気に噴き出してきたのではないでしょうか。

　病気が治ってからも、私はしばらくの間、自分の体を動かすことが恐くてしかたありませんでした。療養中の結核患者は、とにかく安静を心がけなければなりません。激しく動くことはおろか、多くを話してもいけないなど、生活上の制約がいろいろありました。長い療養生活のなかで、そうしたことがすっかり習慣になってしまった私は、医者からもう大丈夫ですよと言われても、しばらくは、少し体を動かすのも、呼吸ひとつするのも、ほんとうに戦々恐々としていたのです。

それでも、徐々にふつうの生活をとりもどしていきながら、私はヨガに再び取り組んでいきました。やがて完全に健康をとりもどしたと確信した私は、これからはヨガを徹底的に極めようと、次々と新しい経験に挑戦していったのです。そうしてヨガを人に教えるまでになったとき、まわりの人たちの強い勧めもあって、私はカルチャーセンターで講師を務めることになりました。

本格的にヨガを教える立場になったことで、私としても、もっともっと勉強し、レベル向上に努めなければならないと強く思うようになりました。ヨガはもちろんのことですが、心理学も学び、さまざまな心理療法の研究もはじめました。とにかく、自分が今やっていること、目指そうとしていることがどれほどすばらしいものであるかを、さまざまな分野を勉強し理解していくことで、さらに自信を深めていきたいと考えたのです。

◉りっぱなインストラクターを育てたい

心理学やヒーリングなどを学びながら、私はカルチャーセンターでヨガを教えつづけていました。生徒の数は年々増えつづけ、カルチャーセンターの教室も何十ヵ所と増え、それにともない、指導するインストラクターも二十人くらいにまでなりました。

はじめのうちは、私自身も、各教室に出向いて、指導を続けていましたが、教室が増えるにつれ、そうした状況を続けるのがだんだんきつくなってきました。こんなふうに自分の体を酷使しても、時間に限りがあり無理である、むしろインストラクターの育成のために、私は尽くすべきではないか。そうすれば、成長したインストラクターたちによって、もっと多くの人がヨガのすばらしさを知ることができるのではないか、そう思うようになったのです。

それでも、私が教室に来ないということで、生徒たちから、ぜひ直接教えてもらいたい、という要望やうれしい苦情が出るようになり、カルチャーセンターから、これでは運営に差し障りがある、なんとか改善してもらえないかと懇願されもしました。あっちからも、こっちからも、そうした要請がありましたが、私はそうしたいのにできない苦しみで、許してくださいと心のなかで叫びながら、耳をふさぎたくなる思いでした。

そして、私は思ったのです。人はみな、自分の立場を強く主張し、それが痛いように突き刺さる思いではあるものの、それでも時が経ち、無理とわかれば、そのうちあきらめて何も言わなくなるのではないか。つらいけれど、今は甘んじて強い主張も受け入れよう、じっと耐えよう、そう決心したのです。

それからの私は、自分なりに一所懸命、さまざまな研究と運営と、りっぱなインストラクターを育てることを、がんばって続けていきました。

だいたい私のような仕事には、なんのモデルケースもなく、こうあるべきといったお手本というものがありません。手探りで、自分で切り開いて、道を作っていく以外に方法はなかったのです。私が、これまでずっとがんばりつづけることができたのは、どうしてもみんなに健康になってもらいたい、心も体も元気になってもらいたい、との強い思いに支えられてきたからなのだと思っています。

そうして、いつしかそんな私の思いが通じたのでしょうか。インストラクターたちはみな、指導者としてたくましくなっていきました。私の望み通り、彼らはりっぱに成長してくれたのです。

◉偉大な先生に出会いたい

すべてが順調に進む一方で、当の私は、何か納得できないものを引きずったまま、悶々とした日々を送っていました。そうこうするうち、私は、インストラクターたちをコントロールしていくことに、一種のやっかいさを感じるようになっていったのです。これは、いったいなんなのだろう、自分の中で何が起きているのだろうと考えつづけた結果、ある重要なことに思い当たりました。

インストラクターたちはこうしてどんどん育ってくれているのに、かたや私はどうだろう。私がとどまったままの状態であってよいわけがない。私自身も成長していかなければ、これから先、どうやってみんなの気持ちを満足させていくことができるだろうか。そのためには自分をもっと高めなければいけないのだ。自分がもっと高まれば、それが自然とインストラクターに伝わり、生徒たちにも伝わっていく。すべては、自分の心の投影なのだ、そう思ったのです。

それともうひとつ、インストラクターたちが、たしかに技術的には申し分なく成長しているものの、内面的な部分に関して、今ひとつなにかが滞っている、そのことからむなしさを覚えていったのです。たとえば折にふれ、私は彼らに、感謝しなさいとか、素直になりなさいなどと言っていたのですが、それは犬の遠吠えのようであり、どうも、その通りに実践されていないように思えてならなかったのです。

それについても、なぜなのだろうと考えているうちに、あることに気づきました。内面的なもの、見えないところのことは、誰かに言われてできるものではない、みずからが気づいてはじめてでき、そして変わっていくものなのだ。それには、私自身がもっと高いレベルに行くしかない。私が向上していくことで、正しい導きができ、真の成長を提供していくことができるのだ、そう思ったのです。

それからというもの、私はひたすら真理を求め、悟りへの道を突き進んでいきました。人生の疑問に対する答えがほしくて、偉大な師を探しつづけもしました。そうして、独自に勉強を続けるなかで、瞑想や禅にも果敢に挑戦していきました。

こうして私は、若いころとはくらべものにならないくらい丈夫になり、社会的にもある程度の成功を収めることができました。ですから私は、そういうなかで、充実感や幸せを、それなりには感じてきたといえます。

そして私の学びの旅は続いていました。

思えば私は、かねてより、いろいろな物事に対して、なぜ、なぜといつも疑問を投げかけて生きてきたようなところがありました。しかし、厖大な情報を前に、いったいどこから手をつけてよいかわからず、途方にくれるばかりでした。

そんな状況がしばらく続いたでしょうか。あるとき、降って湧いたように、私に、願ってもないチャンスが訪れたのです。あるテレビ局から、インドの聖者のお手伝いをしてほしいとの依頼がきたのでした。

●アメリカで体験したさまざまなセラピー

依頼された仕事は、インドのヒマラヤの聖者であるパイロット・ババジが日本で行うアンダーグラウンド・サマディのお手伝いをすることでした。

パイロット・ババジは、現在インドで最も高名なヒマラヤの聖者ですが、ちょうどこのころから急に脚光を浴び出していたのです。

そしてババジは、すでに何十回、何百回と、人々の平和を祈るために、公開サマディを平和運動、ワールドピース・キャンペーンとして行っていました。そのサマディを日本で行うために、ババジは来日することになっていたのでした。

そのパイロット・ババジが行うアンダーグラウンド・サマディとは、地上との接触をいっさい遮断(しゃだん)した地下室で、呼吸を止め、心身をすべてコントロールし、究極のサマディに没入し、四日間、たったひとり土窟(どくつ)の中で過ごすという、数あるヨガのなかでも、最も困難な行のことです。

ところが、それほど偉大なインドの聖者のイベントを、いかに表現するかについて、テレビ局の人たちは頭を抱えていました。そういうなかで、当時、日本においてヨガの草分け的存在として少しは名を知られるようになっていた私に、イベントへのお手伝いの依頼がまわってきたのです。

そうして、すべての仕事を無事にやり終えたとき、パイロット・ババジは私に、

「ヒマラヤに来て修行をしてみませんか」

と、夢のような話を持ちかけてくれたのです。

それまでも私は、二十代から三十代まで、毎年のようにインドを訪れて、ヨガの道場を訪

ねては、いろいろなヨガを学んでいました。

インド以外では、よくアメリカにも行きました。今から四十年以上前、三十代のころは、アメリカでは、おもにニューエイジのいろいろな心理療法やヒーリングが盛んでそれらを学びました。それらは今でこそスピリチュアルのポピュラーな分野として、日本にもアメリカからやってきて、学ぶ人も多いのですが、当時は、そうしたものに興味を抱くこと自体、ほんとうにまれなことだったのです。

英語は得意ではありませんでしたが、持ち前の度胸と勇気で、どこに行くのも平気でした。おかげで、いろいろな心理療法やスピリチュアルのセミナーに参加できましたし、個人的にセラピストのお宅を訪ねることもできました。

当時は若さと行動力で、興味にまかせていろいろ体験していったのです。

アメリカ人のそうしたスピリチュアルなムーブメントの多くは、ヨガのある部分を切り取って、パート、パートに実に巧妙に商品化したものだったのです。メディテーションなども、みんなヨガから採り入れています。しかし、それらをいくらやったところで、心と体の一部のことであり、それによって真理に到達し、ほんとうの自分になるわけではありません。それらは体と心に関すること、またまた枝葉のことであり、逆に真理に向かうことから遠くなってしまうのです。

そんなわけで、何をやっても、どこへ行っても、私が一番知りたいと思う答えを得るには至らず、不完全燃焼のまま、正直私は、アメリカ行きにも限界を感じていたのでした。

2　ヒマラヤでの修行

◉あこがれの聖地ヒマラヤへ

テレビ局から仕事の依頼が来たのは、まさにそんな時期でした。そして、そのお手伝いをして、そこで出会ったパイロット・ババジから、ヒマラヤ行きのお誘いを受けたのでした。何の躊躇（ちゅうちょ）もなくヒマラヤの秘境に向かったのです。

それまでの年月も、ヒマラヤは、私のあこがれそのものでした。十代に出会い、二十代によく学び、さらに三十代にヨガを真剣に学びはじめるようになってからは、心の深いところでヒマラヤへの思いを強く持っていました。なぜ、私がこれほどまでに、ヒマラヤに惹（ひ）かれるのか、はっきりとした理由があるわけではありません。しかし、とにかく私は、小さいころから純粋なものにあこがれを抱きつづけるようなところがあったのです。

もちろん、それまでも二十代から毎年のようにインドを訪れていた私は、麓（ふもと）の聖地といわれるリシケシやウッタラカシ、さらに奥地のガンゴトリーまでは行ったことがありました。

さらにそこから十数年を経て、私があこがれたのは、それとは別のルートの、ずっと奥深いところにある、秘境のピンダリー渓谷です。そこにあるヒマラヤ山脈を越えると、もうチベット、カイラスに至るという場所です。

そこは危険と隣り合わせの地でもありました。大きな岩がごろごろと転がっており、それが強風や嵐でいつ転げ落ちてくるともわからないのです。また、雪崩にもあいやすく、そんなところに女がひとりで行くなど、死にに行くようなものだと説得され、長い間泣く泣く断念していたのでした。

ヒマラヤは聖なる山です。さらに厳しいヒマラヤ山脈を越えると、シヴァ神が住むといわれるカイラスというチベットの聖地があります。そうしたカイラスを含むヒマラヤ一帯は、太古から秘境といわれる地域があちらこちらにあり、そこではヒマラヤの大聖者がサマディに没入したりしているのです。

そして私にヒマラヤ行きのチャンスが訪れたのでした。私はヒマラヤに向かい、それらのヒマラヤの秘境の地で修行していったのです。多くはピンダリー氷河の地域での修行でした。時にバドリナート、ガンゴトリー、さらにその奥地のナンダバン、タッポバン、そのほかカイラスやラダックなどのヒマラヤを訪れて、修行をしていったのです。旅をしながら瞑想を続けていったのです。

ここで深い瞑想についての体験を書き記します。ピンダリー氷河での修行のときです。そこでのある日の瞑想で、私はさらに深く入り、すべての思考をはずし、深い静寂に入っていきました。

やがて、突然全身が震えだし、何が起きたのかわかりません。その震えはずっと続き、心と体を超えたところで起きている感じで、体と心は死んでいったのです。私がコントロールしているわけではなく、自然にそれは起きたのです。

私は自分の体が外にあるのを見ました。私の体が死んでいき、痛みも感覚も超え、さらには、心も体も超えていったのです。

そのまま何時間もそこに座り動かずにいたのです。そして何時間かあとに突然もどってきました。

これはサマディだったのです。

これはヒマラヤでの体験の最初のころです。それは、今までの瞑想の体験と違っていたのでした。さらに私がサマディに入っていたところの近くでサマディ修行をしていた聖者たちが、私にサマディが起きたのだと認めたのです。、私のすべてが変化し、生まれ変わったのです。

その後もこうしたサマディ修行をくりかえし、何時間から何日もサマディに入るようになっていったのです。

そしてさらに私のサマディを確かなものにするため、ケーブで、何日間ものサマディに入っていく修行をしていきました。そして聖者の見張りの協力により四日間のサマディ没入が起きたのです。

今、私は、いつもサマディとともにあるのです。

◉カイラスへの旅

その後も、私のヒマラヤの旅は毎年続いていました。ヒマラヤ山脈の向こうにそびえる霊峰カイラス山は、修行者をはじめとする多くの人々の信仰を集めている聖なる山です。それはちょうど富士山のような形をした六六〇〇メートル級の山なのですが、その山を、ヒンドゥー教徒も、ボン教徒も、チベットの仏教徒も巡礼に訪れます。カイラスの麓に辿（たど）り着いた彼らは、パリカルマといって、その山を三日三晩歩きつづけて一まわりするのです。なかでもチベットの人々は、そこを五体投地（ごたいとうち）という祈りの行為をしながらまわります。

五体投地とは、体の五ヵ所（頭、両手、両足）を大地や床につけて、サレンダーするように自分を投げ出す動きの、一種の祈りの体操のことです。それによって、大地との一体感や神との合一感が生まれ、そしてまた、自分のエゴがはずれ、心が空っぽになって、エネルギーが充電されるのです。

麓といいましても、そこも四五〇〇メートル以上あります。どちらも、命がけの巡礼なのです。

カイラスへ行くには二つのルートがあります。ひとつはチベットから入るルートであり、もうひとつはインド側から入るというものです。ところが、インド側からのルートは、まさに過酷そのもので、一ヵ月もの間、車も通らないような道を、国境を越えて歩きつづけなければなりません。まさに、常に危険と隣り合わせです。

毎年インド側からのルートを辿って、インド人のグループが巡礼の旅に出かけ、厳しい環境で、何人かは亡くなられてしまうそうです。私が行ったときにもそういうことに出くわしました。四人もの方が亡くなられたのです。それも若い方たちばかりだったそうで、たいへん残念なことです。

しかし、信仰深いインドの家族は、天国に一番近いカイラスの聖地で死ぬということは、ほんとうに幸せなことなのだと、受け取るのです。せめてもの救いといったところでしょうか。

彼らは、そうした命がけの巡礼を、心身を浄め、神のもとに行きたいがゆえに、敢然と行っていくのです。ここは酸素が少なく、信仰深くない限り、ヨガの特別な修行をしていない一般人にとってはほんとうに厳しい巡礼なのです。

私はカイラス山に三回もの修行の旅に行きました。一九九〇年、一九九六年、二〇〇一年です。二〇〇一年には、日本の弟子たちを連れて訪れました。カイラス山にはネパールのカトマンズから飛行機でラサに飛び、ランドクルーザーに乗って麓まで行ったあと、三日間歩きつづけたのですが、それは、かなりたいへんなことだったのです。

チベットの首都ラサでさえ、地上から三六〇〇メートル以上という富士山なみの高さであり、さらに、すべてが五〇〇〇メートル以上の高地を巡礼し、歩きつづけるのです。サマディヨギである私の引き連れたグループは、ヒマラヤの恩恵に守られて、無事、巡礼を終えることができました。

カイラスはそれほどまでに危険なところなのですが、死の危険を冒してまでも、聖なる山に巡礼したいと願う人々は増えつづけています。

そして今、ヒマラヤのインド側の奥地にも人が入っていきます。政府も巡礼を奨励するようになり、それによってヒマラヤへの巡礼の旅も、かなりポピュラーなものに変わりつつあるようです。

しかし、私がパイロット・ババジの招待を受け、はじめて訪れたころのヒマラヤは、まさに未知なる世界で、地球創成期さながらの情景でした。訪れる人も、ほとんどいませんでした。岩のようなゴツゴツとした、大きな石がころがっていて、まさに獣道のような、道なき道を進みながら、石が転がり落ちて直撃してくる危険をいつも感じていたものです。運悪く、一歩足を踏みはずすと、崖っぷちから何百メートルもの下に流れる渓流へと転がり落ち、命はありません。また落石にあうと、生命を落としかねません。

それでも私は、毎年ヒマラヤの山を巡礼し、修行をさせていただいています。危険はどこにいてもあるものです。ヒマラヤに行くと、私はむしろ自分が神に守られていることを感じます。

◉ヒマラヤには私たちが失った大切なものがある

おそらくあなたは、なぜ私がそんな危険なところに毎年行っていたのかと思われるのではないでしょうか。それに対して、理由はこうですといった明快な答えはないのですが、ただひとついえることは、それは私のカルマであること、そしてその秘境のヒマラヤの静けさと雄大さと深い愛を内側に広げ、真理に出会いたかったということです。

私を通して、あなたの内側にもそれを実感していただきたいという思いが、いつも強くあるのです。ですから、私は危険を冒し、内なる真理を知るためにヒマラヤに行ったのだと言っても過言ではありません。

ヒマラヤで見る青い空を、何にたとえればよいのでしょうか。限りなく透明に澄みきった青い空、そこを飛び交う鳥たちはなんと自由なことでしょう。ヒマラヤのあの大きなごろごろとした岩は、今は安定して、ただそこにあり、嵐がきても風が吹いても、悠然(ゆうぜん)とありつづけます。

静寂のなかにたたずむその岩は、なんと静かなことでしょう。ヒマラヤの川は雪解けの水を運び、ガンジス川の源流となっています。聖なる川、ガンジス川の下流は、あたかも海のように広いのです。そこでインドの人々は沐浴(もくよく)をし、熱く火照(ほて)った体を冷まします。暑い気候は、彼らに水の尊さを教えてくれているのです。

川はまわりを潤しながら、途中、どんな岩にぶつかろうと、どんな障害に出くわそうと、平然と力強く無心で流れていきます。そうして何も奪わず、ひたすら大地に恵みを与えつづけているのです。

澄みきった青い空、何もない自由さ、悠然とある静けさ、与えるだけの愛……。そのすべてが、ヒマラヤにはあるのです。ヒマラヤの大自然は、私たちが失ってしまった大切なものを思い出させてくれるのです。

私たちは今、いろいろなストレスを抱えています。家族、仕事、体、環境、地震などの災害、原子力事故や放射能の問題があり、それ以外にもさまざまなストレスを人は日々感じながら過ごしているのです。そのストレスによって、人々の内側は不安や混乱で、ひどく騒々しい状況にあるといえるでしょう。

それでも、ストレスを自覚しているときはまだましといえるかもしれません。慢性的になると、そうした感覚が自己防衛で麻痺(まひ)し、あるいは適応して鈍感になり、ストレスをストレスと感じなくなってしまうのです。

しかし、あきらめてはいけません。ストレスからあなた自身を解放する方法はあるのです。それは、あなたの心の深くの、さらにそれを超えたところにある、ヒマラヤの静けさに出会う体験をすることです。そうする過程でストレスを超えられるのです。そのプロセスで、日ごろのストレスがいかに多いかを知り、愕然とするでしょう。その時、あなたははじめて、あなたのなかの大切なものに気づくことができるのです。

とはいえ、実際にヒマラヤを訪れるのは容易ではありません。では、どうすれば、ヒマラヤの静寂を私たちは体験できるのでしょうか。どうしたら、私たちの内側に、ヒマラヤの大自然をつくり出すことができるのでしょうか。

◉日本の人々を幸せにするのが私の使命

ヒマラヤには、何十年も、何百年もサマディに入られたまま、肉体を超え、心を超え、死をも超えて、魂を外に出されて旅をされている、ヒマラヤ大聖者のサマディヨギ、つまりヒマラヤのシッダーマスターがいらっしゃいます。しかしながら、サマディヨギは、決して下界には降りていらっしゃいません。ヒマラヤには、そうしたステージに上がるための秘教があるのです。

私はパイロット・ババジからヒマラヤで修行をしてみないかというお誘いを受け、サマディ修行を重ね、深い死を超える瞑想を体験しつづけていきました。そして聖地を訪れた私は、さらに幸運にも、ヒマラヤの秘境に住みつづける、パイロット・ババジの師であるグル、ハリ・ババジに出会うことができました。私は、ハリ・ババジからイニシエーション（ディクシャというエネルギー伝授）、および祝福のブレッシングを受け、さらに奥深い修行によってサマディに到達し、真の自由を得ることができたのです。

下山する前日、ハリ・ババジは、私に、こうおっしゃいました。

「あなたは、日本人の魂をもっと引き上げなさい。日本人に、もっと心を超えたスピリチュアルなことを伝えていきなさい。ヒマラヤの愛を伝えなさい。幸せにしなさい。あなたにはその力がある」

そのハリ・ババジのブレッシングを受けて、私はそれからも心を強くし、修行に励みました。

さらに私は、ハリ・ババジのグルである大聖者オッタル・ババジにも、出会うことができました。しかし、そのころの私は、前にも述べた通り、このままヨガを教えることに限界に近い感覚を感じていたのです。

オッタル・ババジはそんな私の胸のうちを見通され、

「あなたにはみんなを幸せにする役割があります。みんなにサマディの尊さを伝えなさい。真理を伝え、目覚めさせなさい。人を真の幸福に導きなさい。悟りをガイドしなさい」

とおっしゃったのです。

私のような未熟者に、そのようなたいそうなことはできるわけがないと思いながらも、これほど高貴な聖者からそう告げられたことで、私は、身が引き締まる思いを感じていました。そして、これはほんとうに私の使命なのだ、この務めを私は個を超えてしなければならないのだ、と思ったのです。

そのとたん私は、自分自身がほんとうに楽になっていることに気づきました。私のすべてがヒマラヤの大自然と一体となっているのを感じていました。と同時に、日本で私の帰りを待つ人々のことが頭をよぎりました。

「そうだ、みんな苦しみに堪えながら一所懸命がんばっている。そんな彼らに、今の私のように楽になってもらいたい。至高なる存在、真理に出会えばそんなにがんばらなくても大丈夫だよ、たいへんだと思わないで楽にしていていいのだよ、と教えてあげたい」

そう心から願っている自分自身に気づいたのです。

ヒマラヤから帰った私は、心の底から満たされていました。ほんとうに楽になり、自由になり、生きていることそのものを幸せと感じられるようになりました。今度はそれを、私からみんなに教えてあげなければなりません。ヒマラヤの空のように透明で、鳥のように自由で、川の流れのように力強く、石のように動かない、そういう喜びと静寂に包まれた楽な生き方を、私は、みんなに伝えていかなければいけないのだ、と思いました。

それにはどうしたらよいのか。今の社会に生きるみなさんに、それをどういうかたちで伝えればよいだろう。どう実践してもらえばよいのだろう。そのことを私は考えつづけていました。

その後、私はインドにて、毎年一回ほどのペースで、全部で十八回もの公開のサマディを行って、愛と平和をシェアしてきました。世界中の人々に真理を知らせるためです。

私たちは神聖なはかりしれない力が内側にあり、苦しみではなく、愛と平和に満ちた存在であるのです。そして、サマディヨギはそれを実際に体験し、人々を癒し、心身を変容させ、環境を浄化する力があります。サマディに導けるのです。私は、ヒマラヤの教えである、ヒマラヤ・シッダーの知恵を、アヌグラハヒマラヤサマディ・プログラムとして紹介し、そのなかにヨガの八つのステップの知恵として、みなさんにほんとうの幸福、意識の進化とサマディへの道をお伝えできると確信したのでした。

3　サマディへの八つのステップ

◉第一のステップ……禁ずる戒め

仏教には八正道（はっしょうどう）という教えがあります。これは涅槃に到達するための修行ですが、そのために八つの正しいことを実践しましょうというものです。八つの正しいこととは、正しいものの見方、正しい思考、正しい（うそのない）言葉、正しい行為、正しい生活、正しい努力、正しい念、つまり正しい気づき、正しい精神統一をいい、それは正しい法（ダンマ）、正法（しょうぼう）です。

ブッダが生きているころ、インドにおける出家した修行者の修行というのは、苦行が中心だったのですが、釈迦はこれを否定し、苦行でもなければ快楽でもない、中なる生き方、つまり中道（ちゅうどう）を説かれ、修行とはこの八つの行を実践することであると説かれたのです。

これからご紹介するヨガの八つのステップもまた、これに相通じるものですが、さらに実践的で実際に変容する、変容の著しい教えです。ブッダ自身もさまざまな師を訪ね、苦しみから解放される道を探されたのでした。

私たちは、この八つのステップを進んでいくことによって、サマディに至ることができます。サマディとは、自分を超え、神と一体となり、ほんとうの自分を知るステージです。それは真理を知る道です。

私はいったい誰なのか、ほんとうの自分とは何者なのでしょうか。

あなたは体も自分であり、心も自分であると思っていることでしょう。しかし、何が、誰がほんとうの自分なのでしょうか。心では自分のことをわかっているつもりでいますが、それはほんとうの自分自身ではありません。ほんとうの自分というものは、修行をし、真の自由を得ないかぎり、実際には絶対にわかることはないのです。

人は欲望により、無知によって、心身を本来の働きのように正しく使うことができず、次第にストレスをため、汚していっているのです。欲望により、ひとつの行為の結果は、次の行為の原因となり、その連鎖が続き、カルマといわれる行為の結果が蓄積されていきます。

そこに、第一のステップとして、ヤマという、道徳的な正しい心構えを身につけていく規範があります。そのことにより、心身が汚れないようにするのです。ヤマは「禁ずる戒め」です。欲望を戒めているのです。

それは、まず暴力をふるってはいけない、ということからはじまって、人のものを盗んではいけない、嘘をついてはいけない、セックスをあまりしてはいけない、暴飲暴食をしてはいけない、などというものです。このように自他を傷つけ、苦しめる行為を禁ずることによって、日常生活における戒めとし、心の欲望をコントロールしていこうとするものです。そうした教えを、思い（心）と体と言葉によって実践していきます。

ヒマラヤ・シッダー秘教のヒマラヤ・シッダーヨガ、つまり真のヨガは、心を浄め、体を浄め、内なる変容を起こしていくものです。すべての行為は心の記憶となって、その体験のエネルギーとともに心身に蓄積されます。

また、行為をするときの動機は、過去の蓄積されたところから生まれるのです。これをカルマの法則といいます。そのため正しい、よい結果を引き出していくにはどうしたらよいのか、また、そうした動機や環境に翻弄されない汚れのない生き方をするにはどうしたらよいのか、そのことを示します。ヤマという禁ずる戒めによって、欲望に翻弄されず、汚れないような生き方があるのです。

欲望に走らないように、無知や怒りに翻弄されないように、注意深く、すべての行為を律していきます。自分からよい行為、よい思い、よい言葉が出ていけば、相手からも同質のものが返ってきます。

そうはいっても、人は心があって、悩み苦しみます。素直な人は戒めを守ることができますが、自分という思いが強いと、そう簡単にはいきません。また過去生からの体験の記憶は心に深く刻まれ、それがすべての行動パターンを決定していますから、たとえば、過去からのエネルギーが引き金となって、人はときに自分を守るために、人を憎みます。また、妬んだり恐れたりします。エゴが傷つき、ときには憎んで怒って殴りたい衝動にかられることもあります。そのように、エゴはとてもやっかいなものです。

では、そんな心を、いったいどうしたらよいのでしょうか。そんなときには、それとは正反対のことを思うようにするのもひとつの方法です。つまり、憎むのではなく、許すのです。怒るのではなく、許してあげるのです。許すことで、あなたの欲望をコントロールしていくのです。それができれば、最高に成長した人格の人となります。

しかし、これはしてはいけないと思っても、わかってはいるけれどもやめられないものです。こうした自分の思いを見つめる必要があります。はたして、あなたはいったい何を守っているのでしょうか。そのための見つめが必要なのです。

積極的にそうした内側の気づきを進め、変容するために、アヌグラハヒマラヤサマディ・プログラムは、ベーシックコース、アドバンスコースというセミナーや、その他さまざまな気づきや各種瞑想の学びの機会をつくりました。ワークを通し、ヒマラヤ・シッダークリヤ瞑想やサマディ瞑想を通し、あるいは真理の言葉を通し、自分でも気づかない深い思い込みに気づいて、心と体の各レベルを浄化し、意識を進化させていきます。

多くの人は、自分のことがわかっているようでいて、わかりません。自分のことをなかなか見られないのです。人の行為は見えるのですが、通常は心は見えず、自分がどんな思いをもち、行動しているのかがわかりません。内側が目覚めることで、それに気づいていくことができるのです。

ヒマラヤ・シッダーマスターからのサマディパワーのブレッシングにより、内側の変容が起き、すみやかに心の曇りが取り除かれ、浄化が進んでいきます。こうして、禁ずる戒めで、何々してはいけないと緊張させるのではなく、否定的カルマがすみやかに浄化され、自然に愛の人となり、自分を尊び、他を尊ぶという、カルマを積まない生き方を目指していくのです。

◉第二のステップ……勧める戒め

次にニヤマ、「勧める戒め」があります。よい行いを進めていくことで、あなたは自分の中に肯定的なエネルギーを広げることができます。それをクリエイティブな方向に使っていこうとするものです。

そのひとつが清潔、清浄といって、自分を浄らかにしていく戒めです。インドの人は、ガンジス川で体を浄める沐浴をことあるごとにするのですが、ガンジス川への信仰の力は絶大で、魂さえも浄める効果があるのです。

清潔好きな日本人はお風呂に入り、きれいにしますが、このように清潔にすることは、心も気持ちよく、また、病気にならないように健康になります。環境をきれいに整えることも、心をすっきりさせます。ものを捨て、整理整頓をし、身のまわりをすっきりさせていくのです。汚いところをきれいにすると、心がすっきりするものです。

さらに自分の身をきれいにします。ヨギとして徹底的に行う場合、胃や腸を洗浄したり、鼻を洗浄する流派もあります。また、気や呼吸によって浄める方法もあります。さらに体に入っていく食べ物によって浄める場合もあります。汚染されていない自然な食物の摂取や、ときに断食などが浄めるのです。

ただし、これらをマインドで行うと、こだわりやとらわれとなり、よいことをしているつもりであっても、度が過ぎて正義感が強く、人を裁いたり、その他のことは受け付けない頑(かたく)なな人になってしまう危険性もあります。ですから、本来、何々せねばならない、といったプレッシャーにならないように、こうしたことも正しいガイドのもとに行わなければならないのです。

身を清潔にすると同時に、心もまた清潔にしていきます。心を浄めるには、いろいろな方法がありますが、まずあなたができることは、何にもとらわれず、いつも感謝の心、清らかな、愛の心をもつことです。

言葉も清らかにしていきます。相手を傷つけたり罵ったりするような言葉は使わないようにします。常に美しい言葉、相手を励ます温かい言葉を使い、愛をもって話すように心がけます。

まず、心を浄めていくには、美しい行為と美しい言葉と美しい思いです。美しい行為は、人に愛をもち、親切にする見返りのない善行を積み、功徳というよいエネルギーを蓄積します。人を助け、真理の道に導き、助けていきます。

以上のことは、すべて日常のなかで実践していくことができるものです。

その他、タパスというのは、苦行をすることによって心身を浄めていくという教えです。高次元の存在に精神を統一して、感覚や心の楽しみを禁じてその行為を続けることで霊的な力が養われ、心身の欲望が浄化され、心身が浄まっていくのです。たとえばむやみやたらにしゃべらないとか、沈黙を守るなどの行為がこれに当たります。ときにこうして自分のエネルギーの放出をコントロールし、癒しや悟りに向けていくのです。

また、食事においては、食べたいだけ食べるという欲望にとらわれないようにします。インドにおいては、宗教行事のなかに食べ物の規制が多くあり、僧侶はベジタリアンです。またときに、願い事のために、特定の食物のみ食べる禁欲をして、神への信仰を深め、願いを成就します。そうしたことを実践するため、インドでは、果物だけしか食べない時期を設けている宗教行事があります。それによって内臓を浄め、同時に心も浄めていくのです。

苦しみに耐える苦行のなかには、暑さ寒さに耐える苦行なども含まれます。さらには、真理の話を聞いたり、聖なる言葉の暗唱や、常に善行を進め、心を浄めます。

そして最も大切なことは、神とそれにつながるシッダーマスターを信仰します。そして、ガイドを実践します。

まず祈りの秘法をいただきます。そしてシッダーマスターからの、スピリチュアルな道に入るイニシエーションのディクシャ（過去生からのカルマの浄めのエネルギー伝授）を受け、真の自己および至高なる存在につながり、心身の浄め、守りとなる音の波動の伝授をいただきます。それはパワーを与え、瞑想へと導きますから、人はやがてほんとうの自分に還っていけるのです。マスターを深く信じ、実践することで悟りが起きるのです。

積極的に浄化するための行為のみでなく、今あるがままを受け入れる心も大切です。それは、今を満足するという心がけとなります。あれがほしい、これがほしいと思っているうちは、心はいっこうに落ち着きません。これがない、あれがないのではなく、今はこれでいいのだと満足をし、そしてそこから、よりよい方向に出発するのです。そうした心の勧めもまた、心の浄化につながります。

さらに科学的に、モダンに、各種の秘法瞑想を通して気づきを進めます。そして、変容し、進化していくために、初歩から段階を追って真の成長をはかれるのが、アヌグラハヒマラヤサマディ・プログラムなのです。

これらには、合宿や個人秘法伝授、ダルシャンなどいろいろなプログラムがあり、信頼を育み、ゆっくり進むこともでき、あるいは、悟りをめざして超特急で進むこともできます。いわばヒマラヤシッダー総合意識進化大学です。

意識を進化させるための学びは、一生の道です。悟りへの道は、本来何生も何生もかかる道なのです。それぞれの人がおのおののレベルで進み、コースとして十二年、二十四年と学んでいくのです。そして積極的にすみやかに直接に学び、体験し、浄め、変容していきます。

このように、ヤマ（禁ずる戒め）と、ニヤマ（勧める戒め）で、生きるうえでの愛ある行為、執着をつまない、汚れのない行為を無理なく進め、最終的に自然の美しい姿となり、あるがままがすでに純粋で、心身意がバランスのとれた状態になるのです。これらは、八つのステップが網羅されているコースであり、人生をより豊かに生きていく、生涯にわたる生き方の修行なのです。

またこれらの心がけは、無欲で行い、あとは天にまかせる気持ちが大切です。

◉第三のステップ……アーサナ（体を整える）

次のステップは、アーサナといって、体を整えていくものです。座って瞑想をし、真理を知っていくのですが、体が不健康でバランスが崩れていると、座ることができず、そのために肉体を浄化して整える教えがあるのです。体が歪んでいると、エネルギーは歪んだ方向に流れていきます。

私たちは毎日、さまざまなストレスを受けて生活し、また常にそれが蓄積されていくため、体の中はアンバランスな状態になっています。そして、その人のもって生まれたキャラクターによって、ほとんどの人は、自分の体を偏って使っています。

仕事やライフスタイル、その人の過去生からのカルマによって、体の発達には個性や癖があります。頭だけを使うことが多い人もいれば、内臓を使うことが多い人もいます。たとえば、ふだんから食べ過ぎる傾向のある人は、内臓に負担をかけています。飲み過ぎの人は肝臓を使いすぎています。ゴルフをよくする人は、体をひねるため、ひねる方向にばかり体を使っていきます。ケガや、手術をしたといった体験も、体や心やエネルギーに偏りをつくっていきます。

　また、いつも同じ姿勢で仕事をしている人は、偏った体の使い方となり、体中にエネルギーが行きわたらないため、さらに偏りをつくり出します。そして、やがて体の偏りは心の偏りをつくり、心を不安定にしていきます。

　心も心配したり、怒ったりの偏った使い方で、ケガや手術をしたり、また、好き嫌いで特定のエネルギーを使いすぎたり、自己防衛で、体のある部分を守るために避けて、アンバランスに使って発達する場合など、カルマがあります。そうしたことで、不安定な心になったり、病気になったりします。

　ヨガの修行が発生したころは、生活はまだそんなに便利ではなかったので、自然にもっと体を動かす生活であったと思います。今は昔よりもっとストレスを抱え、歪みがあるはずですので、すばらしい人間完成のための修行をし変容するために、さらにバランスをとっていかなければならないと思います。それらは形とクオリティとバランスという角度から整えることができます。

　まず、エネルギーを体中にブロックがなく、まんべんなく流していくためには、正しい心構えと、歪みのない体の形をつくっていきます。そのためには、まずは正しい座法が組めるように、体のブロックをはずし、姿勢を整えていきます。ヨガのアーサナや心のもち方で体の調和をとり、さらに神経の調和、筋肉の調和をとります。

ヨガのアーサナの基本として、八十四のアーサナといわれる形のポーズがあり、変型をまじえるとおもなものでも二千種類もの形があります。それらは動物のそれぞれが生存のために発達させた形態を真似たものなどです。その訓練を通じて、体の特別な自然性と自由性が得られるのです。

私はこの動きを徹底的に研究しました。そこからプラナディという、整体のムーブメントを編み出したり、ヨガダンスも生みだしました。しかし、ここにとどまることなく、さらにそれを卒業し、サマディへの道を進んだのです。

ですから人々にも効率よく進化の指導を進めています。これは体を外からのみではなく、中からのサトル（微細）のエネルギーレベルからバランスをとるというものです。

体は心の動きで動きます。さらに心を生かしめている存在が、創造の源です。私の教えは、根本からの修正です。まず根本につながり、そこから心と体を浄めていく働きかけをします。体のみにとらわれるのではなく、もっと聖なる力で最速に行っていくやり方です。もちろんアーサナには、わかりやすく、実感でき、やりやすいという面もありますが、できることがおごりにならないために心を正しく使い、心の浄化を第一に考えます。

そこで創造の源からのアヌグラハという、神のグレイスの高次元のエネルギーの伝授を行い、心身を浄めます。それがディクシャです。それによって、深いところから、心と体を浄め、バランスをとります。またクリパというアヌグラハの間接伝授を継続して行っていきます。アヌグラハにつながることで内側から自然にほぐれ、アーサナが、自然にできるようになるのです。

アーサナについては、そのやり方、そして何をやるかということも大切です。自分にあったアーサナをマスターから学び、体の歪みを直し、エネルギーの流れを整えていきます。ヨガの真の目的は、真理に出会うことです。それは完全なる人間になることです。そのためには、ほんとうの自己に出会う深い瞑想を行い、さらにサマディに入っていくのです。

そして、内側の真理に出会っていくために、もっと内なる神性を目覚めさせていきます。さらにアーサナの修行にも、ただやっているだけではなく、気づきが必要です。サマディマスターは体やアーサナについても熟知し、マスターのガイドでよくわかるのです。

アーサナはそのやり方しだいで、動くメディテーション（瞑想）となり、そしてまた、行動のメディテーションにもなります。それは気づきをもって行うのです。

ですから本来アーサナとは、バランスをとり、健康にするためのみでなく、実は瞑想をするための準備なのです。座って自分の内側を見つめる修行のための体づくりなのです。

そして、あなたはアヌグラハのパワーにつながることで、肉体にとらわれず、さらに前進できるのです。

ところで、すでに社会的に成功されている方は、その人のカルマによって、あるいは努力によって、強い意志とすばらしい才能を持ち、精神統一にも長(た)けているのだと思います。そういう方は、多忙な毎日のなかで、ご自身のケアもしているのですが、残念ながら、効率のよいほんとうのケアをしている人は少ないものです。むしろ心の強さを過信していて、驕(おご)りの人になっていきやすいのです。

携わっている仕事などにくわしく、これまでに得た知識などを上手に活用できてはいますが、自分を生かしてくれている存在や、自分がいったい誰であるのかということ、あるいは目に見えない尊い存在や真理については知らないのです。そして内側の深いところでは、意識するしないにかかわらず、このままでよいのかという不安があるのです。ですから、もっと大きな目で自分の人生の完成を願っていく必要があります。

ヒマラヤ・シッダーヨガから学ぶ知恵は、あなたに、難しい問題をいかに根本からやさしく解決していけばよいか、ということを教えてくれます。それも単に解決法を教えるというのではありません。問題を自然に解決していくことのできるバランスのとれた心と体を与え、気づきを深めさせてくれるのです。

問題を解決するだけなら、テクニックさえあればよいわけですが、サマディレベルからの知恵ならば、物事のしくみがわかり、どうしたら問題が解決できるか、という知恵が湧いてきます。また、サマディレベルからの高次元のエネルギー伝授である、アヌグラハ・ディクシャやクリパ・ディクシャは、深いところから心とエネルギーを浄め、歪みを修正して、問題を溶かしてくれます。つまりあなたは、自然に問題を解決していかれるようになるということです。

知恵ある人とは、自分の体に対する執着を取り除ける人のことです。執着からあなた自身を解放することによって、曇りのない体と心になり、あなたはあなたの能力を最大限発揮することができるようになるでしょう。

そして、あなたはどんな難題をも自然に解決していくことができ、豊かな人間性をシェアできるのです。

◉第四のステップ……プラーナヤーマ（心をコントロールする呼吸法）

プラーナヤーマはエネルギーのコントロールです。それに関する学びと、心と体の関係の考察も行っていきます。

ヨガは、調和、バランスという意味です。自然は調和しています。ときにはそのバランスが崩れることがあります。自然はバランスを回復するために、地球においては、ある場合には地震という形で、またある場合には噴火を起こします。

東日本大震災と大津波、原子力事故による災害は、未曽有の被害を引き起こし、多くの人々の命や家を奪いました。人々は苦しめられ、今なおその苦しみは続いています。自然の力はかりしれない怒りに、そして力に、人々はなすすべもなかったのです。人は自然の子であり、こうした激しさから学びをいただいているのです。プラーナヤーマは体内のアンバランスを積極的に修正します。

まず人は自然の前の無力を知って、最初に自然を創る源の至高なる存在につながって、祈りを行い、バランスをとることで、自然と上手につきあっていくのです。それは自然への畏敬と感謝を思い出すきっかけとなります。

私たちの体もまた、宇宙創造の源から生まれ、自然から生まれた、小宇宙そのものです。それと離れ、驕りの心に陥るのではなく、祈り、感謝するとよいのです。

ところが、残念なことに、私たちは自分たちの小宇宙をいろいろな欲望で、偏ったかたちで使っています。エネルギーに過不足があるのです。人はエネルギーでできています。偏っていては、エネルギーはバランスよく流れません。よく使うところ、またこだわりのところには、エネルギーが集まり、硬くなったりします。また、あるところでは力が抜け、エネルギーが不足しています。ですから、あなたはエネルギーの乱れを正すために、バランスのとれた状態を作ることが大切なのです。

もっとも、あなたも、いろいろ工夫しながら、それぞれのやり方、いろいろな方法でリラックスされていることでしょう。

しかし、心と体のバランスをとり、エネルギーのバランスを整え、歪んだものを本来の姿にもどしていくには、やはり、今私が述べているヒマラヤ・シッダー秘教のアヌグラハヒマラヤサマディ・プログラムの八つのステップの実践を、コツコツとやっていただくことが一番の早道なのです。

それは単に表面的なバランスのとり方ではなく、本質の道なのです。私たちのずっと奥深くにあるものと対話し、ほんとうの自分というものに気づくことができるからです。

私たちの体は、心によって動かされます。体が意志をもって勝手に動くのではなく、心が思うから体が動くのです。心がどこかに行こうと思うから、あなたはそこに行くために行動しますし、何かを食べようと心が思うから、お料理をするのです。つまり、体が動く前には心の働きがあるということです。ですから、心が正しいことを思えば、体もそれにしたがって正しく動くというわけです。

ところが、人の心というのは、いつも多くのことにとらわれています。その思いで、年中あなたの心は行ったり来たりしています。それがなんであるかを、私たちはあまりつきつめて考えることをしませんが、何かにとらわれているとき、人の心は、少しも自由ではありません。そして、そのとらわれや興味は移動して、心は何かに引っかかり、ジャッジしたり、迷い、揺れるのです。

そこには心の静寂などはありません。そして心は休むことなく、比較したり、好きとか嫌いとか判断したり、上がったり下がったりして、動いていて、その自覚もないのです。そして疲れ切っています。

心が何かにとらわれていると、エネルギーはどんどんそこに注がれていきます。そのために、心は自分の意志とは無関係に、自動的にまわってしまうのです。

たとえば、飲み過ぎはよくないと思っても、つい飲んでしまうなどということがあります。わかっちゃいるけどやめられないというのは、実は、一度まわりはじめた心が、コントロール不能に陥ってしまうからです。表面のところで道徳的にいくら規制しても、欲望に勝てず、あるいは感覚の執着に勝てないのです。

無心になる秘訣

では、心を静め、その動きをストップさせ、コントロールしていくには、どうしたらよいのでしょうか。ヒマラヤ・シッダーは、内なるすべてを知りつくし、それを支配できるのです。

そのひとつは、一点に集中するという方法でコントロールするものです。あるいは、無心になります。すべての心を死滅させ、無心にしていくのです。すると、心の働きがやむのです。

心を無にすること、それはやさしいようでいて、たいそう難しいことです。ヒマラヤ秘教のクリヤの秘法などの恩恵によると、根源から心の曇りを溶かしていくことで、心の働きをコントロールできるようになります。

人は、自分の心がいったい何を考えているのか、わかっているつもりでも、それをコントロールできません。そして常に先をプランしているか、過去のことにとらわれているかのどちらかです。今にいるということができません。今にいるようでいて、実は今にいません。未来か過去かに、心は常に揺れ動いて散漫になっています。

人はまた一方で、一所懸命やろうとする心、精神統一しようとする心ももっています。それはたいへんすばらしいことではありますが、その反面、集中する心の対象は欲の対象であり、それが実際にはこだわりとなり、心を酷使していくということを忘れてはいけません。つまり、心を強めたりがんばったりして、それを使うことばかりを考えて生きているといえるのです。そして、それが癖となり、なんにも欲求しなくても強迫観念のように、何々しなければならないという思いになっていくのです。

体と同じように、心にしても使いすぎれば疲れてきます。疲れれば休みたくなるのは当然なのです。

心の使い方にはそうとうなロスがあります。過去から積み重ねてきた執着や思いこみ、価値判断、迷いや否定的な思いに、エネルギーがどんどん注がれ、そこで混乱しているかのようです。そうした心は、これ以上できないとか、もうだめだなどとすぐに思い込んでしまいます。あるいは、自信がなかったり、不安や疑いやジェラシー、怒りや心配に思いが占領されてしまっているため、やりたいことに全力投球することができません。

あなたに必要なのは、まずふだん、いかに無駄にエネルギーを消耗しているか、そのことに気づくことです。それがはじまりです。気づくことで正しい選択ができるからです。不必要なものに翻弄されなくなっていくことです。心を空っぽにし、赤ちゃんのように素直で純粋な心にしていきます。とらわれのない無心の心には、知恵が湧き出てきます。

誰もが、心の安らぎを求めています。みな平和な心になりたいのです。そのためにも、ぜひ浄化をすすめ、気づきをすすめ、心のコントロール術を学んでいただきたいと思うのです。

それは心をコントロールするというより、自然に本来あるバランスのとれた状態にもどるということです。むりやり心を何かから引きもどしたり、抑えたり、染め上げるということではなく、自然に心をコントロールすることができるようになるのです。

あなたの心が浄化され、空になっていき、安らいで、あなたは、心をより有効に使うことができるようになるのです。そのために、ヒマラヤ・シッダーの各種の瞑想があります。それは精神を統一しながら、そのエネルギーと一体になっていきます。

呼吸の状態から心の状態を知ることができる

心をコントロールするために、次に呼吸法を学びます。気、つまり呼吸をコントロールし、心をコントロールしていくのです。

呼吸の状態で、心の状態を知ることができます。たとえば怒っているときは、激しい呼吸になります。もし、自分が激しい呼吸をしているなと気づいたら、大きく深呼吸をしてください。深呼吸をすることで呼吸を正しく整え、怒りを静めていくことができます。このように、呼吸の仕方をコントロールしていくことによって、常に平和な心を保つことが可能になります。

人は呼吸を通して酸素を取り入れ、プラーナという生命エネルギーで心身を浄化します。プラーナは、心と生命の源の存在の間にあります。人は呼吸を通してプラーナの供給で生理的に体と心の浄化が進むとともに、機能的に神経のバランスをとっています。また心理的に心を浄化できるのです。それとともに呼吸のコントロールをして、創造の源にもどっていくことができるのです。呼吸を通して体と心を浄化し、エネルギーを浄化してプラーナをコントロールできるのです。ヒマラヤ・シッダーマスター、サマディヨギは、このことを知りつくしています。

呼吸法はまた、内側を活性化させ、浄化させます。そのことをよく知らずに行いますと、時に不必要なものも目覚め、それを超能力と錯覚してしまい、心を強め、そのエネルギーに翻弄され、苦しんでしまい、人生を無駄にすることがあります。

呼吸法は、いつも呼吸をしているわけですから、一見やさしいようですが、それは神経にかかわり、生理機能にかかわっています。さらに、エネルギーと心理にかかわり、霊性にかかわっているのです。それを操っていくには、そのことをよく知るマスターの存在が欠かせないのです。

こうしたヒマラヤ・シッダーからの呼吸を操る呼吸法、もしくはプラーナヤーマ秘法は本来、門外不出で、口伝のみで伝えられているのです。多くの呼吸法がありますが、何をどういうふうに行ったらよいのか、それを本を読んで独学で学ぶということには無理があります。呼吸法はつまり、生命エネルギーを操作することであり、すべてのエネルギーに関係しています。心の変化がエネルギーに影響し、逆にエネルギー、つまり呼吸の変化が心に影響します。ですから心とエネルギーを結びつけて、それなりに正しいやり方をしないと、たいへんなことにもなりかねません。

また、正しいガイドなしで行うと、パワーが得られたと錯覚し、そのうちにまったく予想外の、変なところのエネルギーのみが発達して、現象を引き起こし、それこそ大きく体、心、霊のバランスを崩すことにつながってしまう危険もあります。やはり専門的に、その道に長けた先生について学ぶことが大切でしょう。

呼吸法の中には、呼吸を止めるクンバカというものもあります。体の右側を流れるエネルギーをピンガラといいますが、これには体を熱くする働きがあります。ヒマラヤの厳寒のなかで、ヨギが長く生きていられるのは、そのエネルギーをうまくコントロールしているからです。

また、もの（食べ物）は、あまり暑い中に置くと腐ってしまいますから、私たちは冷蔵庫を利用するなどして、なるべく冷たいところに入れておきます。それと同じく、人間もまた冷たくしておけば長持ちするということなのでしょうか。そういうときには、体の左側のエネルギーをうまくコントロールさせていくというわけです。

さらに、それらのバランスをとることが大切です。息を吸って止めることをプラーカといい、内側を目覚めさせ、細胞を浄化します。また、吐いて止めることをレーチャカといいますが、それは、より心の深くに入っていきます。さらに自然に呼吸が止まることを、ケーバラクンバカといいます。

プラーナには五つの種類があります。それぞれ体の部位をコントロールし、生命の働きに欠かせない働きがあります。それらの名前は、ウダーナ、プラーナ、サマーナ、アパーナ、ヴィヤーナです。その働きを浄め、心身をコントロールできるのが、サマディヨギなのです。ヒマラヤ・シッダークリヤ秘法というさらに高度なテクニックがあり、それらを操ることができるのです。

このクリヤの秘法により、神経のバランスをとったり、エネルギーを強めたり、バランスをとったり、エネルギーをある方向に流したり、広げたり、火のエネルギーを起こして燃やしたり、風のエネルギーで鎮めたりします。

そうした道を安全に進むことができるように、ヒマラヤ・シッダークリヤの秘法は、順次段階を追って注意深く、必要なものを伝授していきます。合宿では、サマディへのルートを開くためのエッセンスがちりばめられた、総合的修行を行います。あなたは超特急で変容する、ヒマラヤ・シッダークリヤ秘法で、深い瞑想を修行し、超パワフルに内側から輝いて、生まれ変わることができるのです。

呼吸には、深い知恵が必要であり、こうしたことに熟知し、その人のレベルと段階に応じた正しい指導が必要です。そうして、それぞれのプラーナを浄め、すべての七万二千のナディといわれるエネルギーの道を浄めます。また、ムドラやバンダといった技法もエネルギーを浄め、コントロールしていきます。それらは、肉体のレベル、アストラルのレベル、コザールのレベルという三つの体を浄化するのです。

人間を構成する五つのエレメント、土、水、火、風、空も浄まり、七つのエネルギーのセンターも浄め、こうして、さらなる中心のエネルギーの道、スシュムナーが開かれていくのです。そしてサマディに向かうのです。

◉第五のステップ……プラティヤハーラ（感覚をコントロールする）

さらに、私たち人間には、視・聴・嗅・味・触の五つの感覚、つまり五感というものがあります。私たちはふだん目を通してものを見ますが、目は感覚器官のみではありません。目の奥にある視覚によって、私たちはものを見ることができるのです。そしてそれぞれ目、耳、鼻、舌、皮膚の五つの感覚器官には五つの感覚があり、その五つの感覚をコントロールしているのもまた、心であるというわけです。

私たちは、心のありさまによって、見たものを恐く感じたり、美しく感じたり、醜く感じたり、もっと見たいと思ったり、それがほしいと感じたりするのです。

　このように、感覚が刺激されると心が働きます。心が働いて欲望が湧き上がると、感覚が働きます。プラティヤハーラとは、感覚を浄化して、コントロールするものです。浄めることで正しく見て正しく聞く、正しく嗅ぎ、正しく味わい、正しく感じるのです。そしてそれらを超え、感覚にとらわれず、心を今に置くのです。そして感覚に翻弄されません。これは、強い意志の力をもっていると、できます。

　また、先ほど述べた心のコントロールによって、いっさいの執着を捨て、まったく無心の状態でものを見たらどうでしょう。心は何にもとらわれていませんから、何を見ても心が動くことはありません。

　つまり、感覚をコントロールするには、やはりその前に心をコントロールしなければなりません。感覚から正しい情報が入り、正しい心づかいができ、さらにコントロールによってそれを超え、見てもとらわれず、聞いてもとらわれないといった状態を保つことができます。そして、よいことだけを選択していけるのです。

　しかし人は、心の内側にあるものを投影しています。その人のもっている過去からの体験により、物事を否定的に見たり、肯定的に見たりするのです。

　感覚の情報はすぐさま心に伝えられます。内側が否定的であると、そうした悪いことのほうに目がいってしまったり、悪い言葉のほうが耳に残りやすく、その結果、自分でも知らず知らずのうちに、悪いものに吸いよせられていったり、悪いものを選んでしまったり、悪い言葉を使ってしまったりするのです。このため、いつも否定的な方向にエネルギーを注いでしまうのです。

心の中にはいろいろなとらわれの記憶があり、そのため、心配や不安を選択してしまうのです。そうならないためには、感覚を浄め、心を浄める必要があります。「いま自分は心配や不安を選択してしまっているなあ」と感じたら、すぐに自分を、真ん中の無心のところにもどすようにするのです。

そのためには、気づきや浄化の修行のもろもろが必要です。そして、それらから自由になり、自分の意志で歩いていくのです。

しかし、浄化をしていくのはなかなか難しいことです。また、一般には、そのことがあたりまえになっていて気づかず、心の働きや感覚に振りまわされてしまうのが通例なのです。

インドの人々は、無限なる存在であり、ピュアで知恵の存在である神、あるいはそれに達したマスターにつながり、その存在を思います。神やマスターに意識を向けることで、揺れない人になっています。そうしないと、人の感覚や心は強いため、いつもその人の欲望やこだわりのほうに、また、好きなほうにと磁石のように引き寄せられたり、あるいは否定的な方向に動いてしまうからです。

ですから、あなたには、感覚のコントロールのしかたを学んでいただき、むやみに心を動かされない人になっていただきたいのです。それができるようになると、純粋な心、とらわれのない心で、心にとってではなく、魂にとって、どれがよくて、どれが悪いかを瞬時に判断し、たしかな気づきのなかで、常によいほう、正しいほうを選択していくことができるようになります。あるいはそれに距離を置いて、煩わされることなく、つまり、平等心でそれを見つめ、やがて超えていくことができるのです。

あなたは、自分が本来あるべきところにいられるように、常に修正していくことが大切です。すると、あなたはいつも真ん中にいて、すべてを見渡し、覚醒していられるのです。無知で感情に振りまわされるのではなく、進化した人間になることです。そのための実践修行のプログラムが、アヌグラハヒマラヤサマディ・プログラムです。

その中の、サマディ瞑想やヒマラヤ・シッダークリヤ瞑想も効果があります。また、ワークにより、それぞれの心に気づき、執着をはずすのです。最も深くてすみやかなのは、ブレッシングをいただいて変容するアヌグラハ・ディクシャやクリパ・ディクシャのコースです。それはエネルギーの伝授をいただきながら浄め、中心にいることが自然にでき、心配をしたり、イライラすることなく、感覚に振りまわされない安定した状態にすみやかに導くことができるのです。

感覚の奴隷にならないために、そして感覚に翻弄され、心に翻弄されないために、常に心に気づき、感覚に気づき、感覚をうまくコントロールしていきましょう。

◉第六のステップ……ダラーナ（精神統一法）

次のステップとして、ダラーナ、精神統一法があります。ふだん仕事に没頭しているとき、あなたは、精神統一の行をしているのです。自分の仕事に対して多くの知識を持ち、クリエイティブに集中して仕事をしていく、この姿は心を集中している精神集中の姿でもあるのです。

好きなことを行っているときも、精神の集中状態になっています。このように集中にもいろいろあります。勉強への集中、調査への集中、仕事への集中、遊びへの集中、趣味への集中などです。

しかし、仕事ばかりしていると、やはり体も心も偏った使い方をしていることになってしまいます。精神統一によって集中し、緊張した心をリラックスさせる必要もあります。歪みを直し、エネルギーを整えるためにも、ときには、仕事を離れることも必要です。また、心に悩みがあったり、とらわれがあったり、疲れていると、集中すべき事柄に集中できない場合もあります。心を休めて浄め、心の中を整理していくことも大切です。

ここでいう精神統一は、創造の源へ精神をつなげて、信仰していくことを指すのです。自然なもの、パワーの源泉や聖なる波動、聖なるシンボル、至高なる存在や悟りのマスターに意識を向け、信頼してパワーを受け取っていくのです。

信じること、それは最もパワーを受け取れる心の状態であり、信頼です。至高なる存在、神に精神統一することです。真理を知るマスターはそれをガイドします。信頼し、精神を統一することで、その対象から、パワーを引き出すことができるのです。

ふだんの生活の中でも、仕事などで集中は行われますが、よい仕事をなす一方、それは消耗でもあります。ヒマラヤ・シッダー秘教の集中の修行によって、パワーの源に集中し、心を浄化してエネルギーが無駄に使われて心が乱れないようになっていくのです。

これがヒマラヤ・シッダー秘教のダラーナです。それによって、心はほんとうに安らぐとともに、充電されるのです。それに集中しきっていくことにより、そのエネルギーとひとつになっていくのです。

◉第七のステップ……ディヤーナ（自由になる）

そして、第七のステップがディヤーナです。精神統一をし、その対象の流れが広がっていきます。さらに解放され、一体となっていくその流れを、瞑想、ディヤーナといいます。その対象についてわかっていくことです。心が対象であると、心のことがわかり、心が解放されていきます。

エネルギーが対象であると、エネルギーのことがわかっていくのです。いろいろな対象から、それについて学ぶことができます。ただし、それをはずして前進し、ほんとうの自分になっていくのです。とくに、神聖なる対象が、あなたの心を浄め、心の動きが静まっていきます。対象をはずし、心を超えたところのほんとうの自己に還っていくのが、悟りなのです。

あなたは海のような、広がった感覚を、そしてまた何にもとらわれない自由性を得ていきます。深く深く入り、自由になっていきます。

瞑想するときは、仕事のことはちょっと脇に置いておきます。瞑想は一日のうち、ほんの少しの時間でよいのです。何ものにもとらわれない時間をもち、無心の状態をつくるのです。そのためには、積極的に心を浄化します。アヌグラハの高次元のエネルギーやヒマラヤ・シッダーの各種瞑想で、浄化され、すべてのとらわれがはずれ、自由になっていくのです。

瞑想中、あなたの心の中には、いろいろなことが浮かんでは消え、浮かんでは消えていくでしょう。それはそれでいいのです。それによって、思い出せずにいたことが思い出せたり、わからなかったものが見えてきたりして、なにかのヒントになるかもしれません。

たとえそうしたものがあなたの心に去来しようとも、それにいちいちとらわれて、思いを揺らしたりする必要はありません。やがてあなたは、深い静寂の境地に入っていきます。

心の動きが静まり、なんらエネルギーは消耗せず、今度は充電されていきます。バッテリーが充電されるように、体が充電され、心が充電されて、すべてがリフレッシュされていくのです。それは、心から離れ、中心にいられるようになるのです。

ヒマラヤ・シッダー瞑想には、音の瞑想と光の瞑想があり、思考を超えたレベルから浄め、思いを浄め、静寂をつくるのです。それが超特急で引き起こされるのです。

◉第八のステップ……ついにサマディへ

あなたは、ついにサマディのステージに入っていきます。あなたは、本来のあなた自身になります。

サマディにも、超能力のサマディといって、その前の段階のサマディがあります。それは、何かの対象と意識がひとつになっていくというものです。

あなたがめざしていくものは、最後のステージです。それは真のサマディであり、究極のサマディです。それはあなたがほんとうの真我に到達することを意味しています。そうして、完全にあなたの体を超え、心を超え、自由になることができるのです。

本来、そこに至るのはたいへんなことです。しかし、ヒマラヤ・シッダー秘教からサマディを体験したサマディヨギは、そこへの道を示しています。その道をやさしく現代の人も歩める可能性を示しているのです。

一日のうち、わずかな時間でよいのですから、あなた自身のために使ってください。ほんとうのあなたは誰であるのか気づき、心をコントロールし、体をコントロールし、自然の状態にもどすのです。自然のなかには神がいます。すべてをつくり出す力があります。それは創造の源であり、そこにあなたはもどっていきます。

それによって、あなたは、すべてを解決していく知恵と力を得ることができます。直感とひらめきが鋭くなり、深く物事を洞察する力を得ることができるようになるのです。

サマディによって、対象と一体となります。それにはさまざまなサマディがあります。

その対象が物質的なものであり、それと一体となる状態のことを、ビタルカ・サマディといいます。それがはずれると、ニルビタルカ・サマディとなります。

さらに対象が心の思いとなり、それと一体となるのが、ビチャーラ・サマディであり、それをはずし、思いがないものを、ニルビチャーラ・サマディといいます。また、さらに喜びと一体である状態のことをアーナンダ・サマディ、純粋な私という思いと一体のことを、アミスタ・サマディといいます。

そうしたものすべてがはずれ、さらにほんとうの自己になり、それさえも超えるものを、アサンプラギャティ・サマディ（究極のサマディ）といいます。

いろいろな対象と一体になるワンネスから、さらにそれらを超えてほんとうの自分になるサマディ、至高なる存在と一体となるサマディ、そして究極のサマディのなかでエンライトメントが起き、さらにそれを超えていくのです。

4　サマディへのプロセスで起こること

◉私がサマディで祈ること

ヒマラヤで修行をし、神の力をいただいた私は、死を超える真のサマディに達しました。そこで、ハリ・ババジもパイロット・ババジもしていた公開サマディを行って、人々を救うことを決意したのです。そしてある日、公開サマディのプロデュースをパイロット・ババジにお願いしたのです。

それを聞いたパイロット・ババジはビックリしました。サマディは自分にしかできないと思っていたからです。しかし快く引き受けてくれました。

そして私は死を超えてサマディに没入し、地球を浄め、世界に平和をもたらし、人々のハートを開かせ、また、人々が祈り、瞑想に関心をもっていただけるように、死を超える世界があり、さらにこうした偉大な力が人のなかにあるという、真理の証明をしたのです。

この行は、ババジ以外は滅多にできない行であること、そのために多くの人が生命を落としていることも、聞いて知っていました。サマディとは、それほど危険なものであるということです。

死を超えて、私は宇宙になります。世界で行われている瞑想、精神世界で紹介されている瞑想やヨガ、それは肉体の訓練をしたり、イメージや視覚化で心を強くするものであり、部分的なものにすぎません。それらを超え、サマディを知るという、最後の境地までを知っている指導者はいません。

また、日本の禅はたいへんすばらしい文化です。しかし、それも一部のことであり、最後の世界まで知っている人はいません。

ほんとうに瞑想をしたり、祈ったり、深いレベルでの瞑想を体験し、内側が変容し、やがて超越し、ほんとうの自分になるものではありません。

ほんとうに選ばれた魂のみが、気づきを深め、真理をみずから体験していける、ほんとうの真理を知り、その道を歩むことができるのです。私は、みなさんの魂を引き上げるために、内なる旅への扉を開き、さまざまな角度から心を浄め、体を浄め、魂に出会っていく旅をガイドしています。

ぜひあなたに、真理に気づいていただきたいのです。サマディマスターは心身を浄め、神と一体になった存在。その方は真の目的である、ほんとうの自分になるための橋になります。

私はヒマラヤ秘教に出会い、真のサマディを体験し、体の科学、心の科学、魂の科学、意識の科学を知り尽くしました。そしてほんとうの自分となったのです。それは、私のカルマです。そしてすべての人が幸福になるように、私はあなたの内側への旅の扉を開き、あなたを変容させる力をもったのです。

そして今、私のアヌグラハをもりこんだ、アヌグラハヒマラヤサマディ・プログラムで誰もが実践し、変容することができるのです。各人が段階を追ったワークに参加し、各種の秘密の瞑想を行うことができ、さらには高次元エネルギー伝授が受けられます。八つのステップがさらに科学的にモダンになり、修行しやすく効果的な超特急のプログラムとなっているのです。

◉私にチャンネルを合わせて瞑想しましょう

サマディとは、外側にあるすべての苦しみの対象や、内側の執着やとらわれから解放され、生きることで生まれる、ほんとうの自分以外の対象への依存や執着が取り除かれ、死さえ乗り超え、ほんとうの自分になり、さらには神と一体となり、不死になることです。大いなる喜びさえも超えて、神そのものになることです。

自分の中のほんとうの自分、つまり真我のことをアートマンといいますが、それは宇宙の創造の源、神、梵天、ブラフマという至高なる存在の分身です。

サマディとは、創造の源にさかのぼり、自分の中の神に到達し、さらに宇宙の神と一体となりきった状態そのもののことです。その時、人は、時間と空間を超え、心を超え、究極の真理を知るのです。

サマディへの到達とは、真の自己、さらに至高なる神になることです。インドにおいてそれは、人間の最高の境地に達した偉業であり、サマディヨギは人々が最も尊ぶ存在なのです。私はそのインドで公開サマディを何度も行ってきましたが、インド中からその偉業をなしとげた聖者を見たいと、また祝福を受け取るために多くの人々が集まります。まるでお祭りのような騒ぎがくり広げられます。

なぜサマディに多くの人が集まり、興奮するのか不思議に思われるかもしれません。

サマディは、どんなに難しく厳しい修行を長い間やりつづけた人でも、なかなか到達できない行なのです。人は、自分自身でも気づかないほどのたくさんの煩悩をもっています。過去生から、生まれては死ぬ輪廻の中で、多くのカルマを積んできました。それらが曇りとなり、純粋な心身を覆い、そのため、自分の肉体にコントロールされ、心にコントロールされ、カルマに翻弄され、心と体を自分と思い、苦しみから解放されないのです。真理に出会い、心と体から解放されるために、一見たやすいようですが、深い瞑想を起こし、さらにサマディに達していくことは、実はほんとうに困難きわまりないことなのです。

インドにおける長い歴史のなかでも、それを完成した人は、ほんのひと握りにすぎません。しかし、インドのみならず世界中で、たとえサマディそのものについてはよくわからなくても、その尊さと偉大さ、たいへんさはよく知られています。それに到達することがどれほどすばらしいものであるかも知られています。ですから、サマディはたいへん価値のあることとして尊ばれ、さらにサドゥという、神を求め真理を求める出家修行者は、サマディを目指しているのです。

そのサマディは、真のヨガの究極でもあります。また、すべての宗教の究極でもあるということです。人々が信頼で私のサマディにチャンネルを合わせることで、私のスーパーコンシャスネスにつながり、平和と愛が満ちるのです。私は心が安らぎ、幸福になるように、世界が平和になるように祈願して、サマディに入ります。

すると、あなた自身がサマディをしなくても、サマディを行う人のそばに座るだけで、あなたの意識に変容が起きていきます。私があなたの橋となることができるのです。ヒマラヤから帰って日本にいても、私にはサマディが常にあり、あなたにヒマラヤ・シッダーからの、つまりサマディからの贈り物、神のアヌグラハ、つまりグレイスを、恩寵をシェアしています。

それをダルシャン（聖なる出会い）といいます。私はそこにいるだけで、人々が私に信頼のエネルギーでつながることによって、変容が起き、幸福になるのです。

さらにそれをたしかなものにするためには、あなたがディクシャという高次元のエネルギー伝授を受け、内側を浄め、目覚めさせ、さらにサマディ瞑想秘法の伝授を受け、つまり直接の浄めでつながるとよいのです。魂のレベルであなたは、私、神、さらに至高なる存在と結ばれるからです。

ヒマラヤ・シッダーからのタッチや、見られること、話を聞くこと、ともにいること、つながることであなたの意識が変容し、簡単に瞑想することができるようになります。

あなたはただサマディを信じて、私にチャンネルを合わせるだけでよいのです。最強のアヌグラハヒマラヤサマディ・プログラムの実践で、たしかな変容が起き、最高の人間への進化ができるのです。

そうすることで、みなさんの心身が浄化されると、生きることがほんとうに楽になります。シッダーマスターの知恵は、みなさんを安らぎへといざない、幸福にしてくれます。もちろんあなた自身も心と体を浄化し、気づきを深め、準備を整えていかなければなりません。

悟りへのたしかなガイドと橋があることで、人は安心してその道を歩み、すべてから自由になるサマディに向かい、悟りを得ていくことができるのです。

本来、その道は平坦ではありません。苦しみから解放されるための道は、実に険しいものです。しかし、そこにそれをよく知るマスターがいて、橋があるなら、それは最速で、かつ安心の道となるのです。さまざまなしがらみは心を苦しめ、生きることを困難なものとします。ヒマラヤ・シッダー瞑想は、最高に才能を開き、頭をよくし、心を軽くし、体を若返らせる、最高の人間をつくる修行です。

その瞑想は、死を知っていき、すべてを知っていくことでもあります。心を超え、体を超え、死を超えていくのです。そしてあなたを苦しみから解放し、暗闇から光への道になり、無知から光明への道になります。さらに死ぬことから不死になる道です。これらは深い瞑想からサマディに達することで得られていくのです。

どうぞ私のそばに来て、あなたの中にある、すべてを超えている純粋である神、ほんとうの自分、それを無条件に信頼し、そこに還るために瞑想してみてください。そうすれば、あなたは深く安らぎ、幸せになり、パワフルになり、最高に魅力ある人になるとともに、よりよい人生を生きられるのです。

今、人々は大地震を恐れ、原子力発電の放射能を恐れています。サマディマスター、シッダーマスターにつながり、祈り、瞑想をする、さらに善なる行為をすることで大地震を食い止め、放射能の害からあなたが守られるのです。

◉サマディは病気からも老いからも解放してくれる

瞑想をして、最初にあなたが知らなければならないことは、苦しみをつくり出しているものがなんであるかということです。あなたは、外側の世界、つまりあなたが今ある状況そのものが苦しみの根源であるということに気づかなければなりません。

あなたの心を常に占領している執着と欲望という、潜在意識にある混乱と無知と、また、目に見えるもの、手に触れるもの、耳に聞こえるもの、対象となる物質すべてが苦しみを引き起こしているということを、あなたがはっきり認識するところから、サマディへの道ははじまるからです。

ところが、それに気づき、認めるということは、簡単にできるようでいて、なかなかできることではありません。というのも、それらは心の喜びを与え、時間をつぶしてくれますから、それとともにいることで、とりあえずの表面的な忙しさや飾りとなり、生きている気がするからなのです。そしてあなたは心と一体になり、それらと一体になっているのです。

しかしそれは、実は本質の生き方ではなく、しかも、そうした体験は、カルマとなって、内側に記憶され、執着と誤った考えであなたをコントロールしていくのです。それらの古い執着や古い誤った考えは、どうしても霊的に働くため、あなたのなかに迷いをつくっています。古い執着や古い誤った考えは、あなたの内側に住む悪魔でもあります。

悪魔は、常にあなたに囁き(ささや)ます。

「そんなことをしないほうがいいよ。無駄なことだ。そんなことで苦労するより、楽しむだけ楽しんで生きていけばいいじゃないか」

そのように言って、あなたを誘惑します。すると、あなたは、それもそうだと簡単に納得し、逆もどりしてしまうのです。

それはなぜかといえば、あなたには、これまでずっと馴染んできた執着や古い考えを手放したくないと思っているところがあるからです。いえ、あなたは手放すのが恐いのです。今まで自分を喜ばせてくれていたもの、心を手放すと損をするのではないか、そんなことをするとまちがった方向に行ってしまうのではないか、と疑問をもってしまうのです。

人には、ほしいものがたくさんあります。ほしいものは、その人にとってカルマでもあります。カルマとは過去生からの体験とその記憶です。名誉、地位、財産、家、恋人、知識、食べ物……、そのように、ほしいものは人それぞれ違います。そして、それぞれ違うものを手に入れようとしたり、なかなか手に入らないといって、みんながもがき、無知や欲望や感情に翻弄されて、苦しんでいるわけです。

ところが、人はそういう欲望に翻弄されている自分に気づくことができません。それは苦しみをつくる以外の何ものでもないのです。そうしたことにワークや瞑想で気づき、浄化して自由になっていきます。心からはずれることで、人生は思いのままになり、あなたのどんな願いもかなえられていきます。

人の心のからくりとはどんなものでしょうか。たとえば、病気は苦しいものだと誰もが思っています。たしかに、病気が苦しいのは事実かもしれません。ところがほんとうは、病気であると思うことが、すでに苦しみになっているのです。そして病気をつくり出しているのは、その人自身のカルマであり、カルマが苦しみをつくり出しているのです。しかも、多くの人は苦しみから解放される道があることに気づくことなく、苦しみと闘いながら一生を終えていくのです。

病気の苦しみから解放されるには、病気そのものと闘うのではなく、まず気づきが必要です。何のためにその病気になっているのか気づくのです。そしてさまざまな生活習慣を正していくとよいでしょう。

さらに根本からよくするためには、そのほんとうの原因となる自分自身のカルマを変えることです。カルマを浄化するのです。すると運命が変わり、成功を得たり幸福になって、生まれ変わることができるのです。ところが、誰もその方法を知りません。カルマを変え浄化できれば、苦しみは消えるのです。そして病気はたちどころによくなります。

サマディへの道を歩んでいくプロセスにおいては、そうしたことを次々と体験していくことができるのです。サマディに向かっていく修行のプロセスで、段階を追って各種のディクシャ、そしてさまざまなヒマラヤ・シッダー瞑想やブレッシングをいただくことで、気づきが深まり、軽やかになり、平和になり、楽になっていきます。あなたは、ついにはあらゆることに喜びを見いだすことができる人になるでしょう。

サマディはあなたに、ありえないと思っていたことを与えてくれます。病気から解放し、老いからも解放し、さらには、なぜ生きるのか、生とはなんなのか、宇宙とはなんなのか、心とはなんなのか、ほんとうの自分とはなんなのか、といったすべての問いに対して、答えを与えてくれるのです。

◉カルマに気づいていく

サマディへの道を歩む過程において、瞑想を進めていき、あなたはさまざまな体験をしていくことになります。あなたの内側には実にたくさんのカルマが存在していますが、歩みを進めるにしたがって、そうしたカルマはひとつずつ昇華されていくでしょう。そうしてあなたは、さらに自由の境地へと進んでいくことができます。

ただし、そうした体験は、ときにあなたに酷な思いをさせることがあるかもしれません。

しかし、それはすべて今まで自分が生きる過程で積み重ねてつくった、カルマのなせることであり、それは実はカルマが解放されていく姿であると、認識しなければなりません。

決して不安にならず、たいへんだと思わず、むしろカルマの存在に気づけたことに感謝をし、それを学びとして受け取り、謙虚に進んでいくことが大切です。

カルマはときに爆発します。本来もっていたものが噴出するのです。そのとき、たくさんの膿(うみ)が出ることがあります。膿が出ているときは、たいへん苦しいかもしれませんが、全部出してしまわなければなりません。しかし、安心してください。膿を中和する方法はあるのです。それは、自分は正しい道を歩んでいるのだと確信し、道案内をしてくれているグルを信頼することです。それが、苦しみをやわらげてくれるのです。

なかでも一番大切なことは「信じる」ということです。神の力で生かされていると信じるのです。そこに迷いがあると、膿は悪化します。しかし、あなたが信じれば、神の力であなたはしっかりと守られます。謙虚な気持ちを忘れず、感謝することで、あなたはより強く、より優しい人になることができます。それによって、あなたは、神の力をさらに受けやすくなるのです。そしてすみやかにカルマを浄化できるのです。

神が与えてくれた甘露(かんろ)のしずくが、あなたのなかに溜まっていくでしょう。

ところが、自分勝手に、がむしゃらに生きていると、いくら手をさしのべたくても、鎧にガードされ、固まったあなたに、エネルギーは流れていきません。甘露のしずくは少しも溜まっていきません。

あなたは、おそらくがんばることはよいことであると思っているはずです。私も昔は、清く正しくまっすぐに生きていこうと、がんばっていたものです。しかし、そうしたがんばりは、ときに頑固さとなって相手にもそれを押しつけたり、堅苦しくさせたりしてしまうのです。その結果、自分自身をよけい追い詰めてしまうものです。

「自分は一所懸命正しく生きようと思っているのに、どこかがちぐはぐで無理があり、そんな自分は苦しいだけで、少しもおもしろくない」と感じていました。ところが、やがて原因はすべて自分のエゴにあるのだと気づいた私は、「ならばそれをなくし、自分を思いきり解放したい、苦しまないでいたい」と思うようになったのです。

そのように、自分を解放したいという思いが強くなければ、この道を歩むことはできません。そうではないと、すぐにまわりの情報やものに心を奪われていってしまうからです。

人はそれぞれもっているカルマによって、どう生きるかが決まってきます。無知のまま、気づくことのないまま、一生を終えていく場合もあるでしょう。それはそれで、いたしかたのないことです。しかし人は進化をしつづけていくのが自然の姿なのです。

ほんとうの生きる意味とは、覚醒して、真理を知っていくことです。それが最高の人生であり、最高の進化なのです。それこそがサマディへの道であり、その道を歩むためには、欲望や疑いの心を捨て、信頼し謙虚に進んでいくことです。最高の進化の生き方のために、私のサマディはあるのです。

◉病気からの解放

サマディへの道、それは絶対の幸福への道、真の悟りへの道です。一般にヨガは健康法となり、多くは効果のある体のエクササイズとしてのみ知られています。ヨガの目的は、ある人には、病気からの解放かもしれません。あるいは、安らぎを覚えることかもしれません。強いていえば、とりあえずの苦しみからの解放ということでしょう。

病気があるとき、それは苦しみとなります。病気があると思うだけで苦しくなりますし、病気は絶対に治らない、あるいはいつ治るかわからないと思っていると、不安でたまらなくなります。

そのため、早く治そうと、こちらの病院へ行き、あちらの病院に行っては、薬をもらい、注射をし、一所懸命病気と闘ってみるのです。

しかし、不安があるところに平和は訪れません。あなたは、お医者さんのところに行って薬をもらい、検査で病気を発見し、「○○ですよ」と診断をくだされたら、それで満足できますか。病気が発見されて、それに名前がついて、安心できるでしょうか。そうではありませんね。むしろ、病気がここにありますよと言われただけで、不安はますます増幅されていくはずです。不安は苦しみそのものなのです。

そこで、逆に病気のことを、たいへんありがたい信号だと気づければよいのです。病気は、あなたの何かが狂っていますよ、生活が乱れていますよ、心の持ち方がおかしくなっていますよ、食べ方が乱れていますよと、あなたに警告を発してくれているのです。

そして、あなたがヒマラヤ・シッダー秘教の瞑想をし、たしかな道を歩みはじめていくことで、病気になるカルマが燃えて、病気からの解放は自然に起きていくのです。

真理の道に出会う真のヨガ、ヒマラヤ・シッダーヨガ、その出会いが今ここにあるのです。それはすべてを理解し、バランスをとり、完全な人間になる。完全なる幸福への道です。

真のヨガは、究極のサマディの知恵からの恩恵を与え、根源からの癒しを起こすものです。

それは真の癒し、真の健康法となり、心を浄め進化させ、体を深部から浄め、バランスをとり、深い瞑想を起こしていきます。そして人は、それらの執着をなくして、完全なる自由を得る悟りの道となるサマディに出会っていくのです。

■初心者でも簡単にできる瞑想法②——あくびの瞑想

緊張していたり、同じ仕事をずっと続けていたようなときは、動物になった気持ちで、無理にあくびをしてください。これは自然体になれる瞑想です。

しかし、それが癖になって、場所やタイミングをわきまえないで行うと、まわりの人に失礼になるので、気をつけてください。

第4章　真の生き方をめざす

1　心のしくみを学ぶ

◉ヨガは性格を明るくする

精神統一をするには、体の形を整えることが必要です。そうすることで、エネルギーのバランスがとれ、常にあちらこちらにとんでしまう私たちの心も安定させ、心をひとつにしていくことができるからです。なかでも、雑念が浮かばない形というものを、ヨガではとくに追究しています。

瞑想するための、安定した形の座法があります。背骨を上下に伸ばし、肩を水平の位置にし、鼻先とへそのラインが一直線になると、エネルギーが安定し、座りやすくなります。この形は心も安定しやすいのです。

このように、体と心というのは、おたがいに強く影響しあっています。心と体のどちらかが原因となって影響して、どちらかに引っ張られていくということはよくあるのです。たとえば、体の具合がよくないと、心まで暗くなってしまうなどという場合があり、また、心が乱れていると、体の具合が悪くなってしまうわけです。

体を整えると、心が晴れやかになりますが、心は単に欲望を満足させたり、気持ちがよいことで体が元気にしていられますから、無理してでも明るくしていこうと演じつづけていく人もいます。残念ながら、これではほんとうのところ、演技であり、気づきが不足していきます。

信仰深いインドにおいて、折にふれてチャネリングをする人がいます。そうした人は違う人格になって、潜在意識から自分で想像したことを口にします。それでは一時的にせよ、自分とは違う人格に乗っ取られてしまいますから、ふだんの自分にもどったときには、ものすごい脱力感があり、疲れきっています。

これは、心が強すぎてバランスを崩し、消耗し、肉体も蝕んでしまうためです。そういった執着の内側のエネルギーを浄化し、それらを超えてほんとうの自分になっていかなければ、安らぎは得られないのです。

話をもとにもどしますと、結局、どんな体の状態であっても、心がそれに引きずられないようにすることが大切だということです。体と心では、心のほうが支配者となり、体は心の思いの影響を受け、心によって常に変わっていくものです。

もちろん、体のバランスをとることで、心のバランス、安定を得ていくのですが、気づきがないと心に癖がありますから、心は再び癖の方向に働き、体と心に影響を与え、さらに心は不安となり、体のバランスを崩すのです。したがって、心を変えていくことが大切なのです。

ところが、心を変えるのはなかなか難しいことです。ましてや自分の心のうちを、自分で正確に見ていくのは困難です。にもかかわらず、私たちは、なぜか人の心だけは見えたりするのです。もっともそれは表面的な部分で見えているということなのですが、それでも人の心を見ようとします。しかし、自分の心はわからないものです。自分がポジティブなのかネガティブなのか、明るいのか暗いのかさえも、はっきりしません。

たとえば、静かな家庭で育った人は静かな環境が好きですから、にぎやかでやたらに明るいところに行くと、居心地が悪かったりします。反対に、にぎやかな家庭で育った人は、静かなところに行くと、何か落ち着かない気分になったりするものです。しかし、「静か＝暗い」でもなければ、「にぎやか＝明るい」ということでもありません。

それらの明暗についても、表面的な印象のみで語ることはできません。

静かがよいといっても、エネルギーをきれいにしないまま静かになれば、抑制したエネルギーになり、たしかに重いような暗い人となりますが、ヒマラヤ・シッダーヨガ、ヒマラヤ・シッダー秘教の真のヨガの修行やその瞑想をすると、エネルギーをきれいにして、深いところからバランスがとれ、安定して落ち着きが満ちて、静かになりますから、むしろ明るく軽やかで静かな人になっていきます。

ヒマラヤ・シッダー秘教の瞑想の修行を続ければ、静かになることもできれば、飛び跳ねることもできる自在な人に変容するのです。

それはつまり、あなたの中の才能が自由自在に開かれていくということです。静かであることに喜びを見いだすこともできれば、ちょっと踊ってみたりすることで、また違った喜びを見いだすこともできるというわけです。

あなたは生命エネルギーが満ち、心に翻弄されず、心を思いのままに活用でき、自分自身に幅が出てくるのです。

◉執着は重い荷物と同じ

心と体は密接に影響しあうために、体の具合が悪いと、どうしても心まで暗くなってしまうことはすでに述べた通りです。心が暗くなることを防ぐには、心が体に影響されないようにすればよいわけです。

また、心が暗くなるというのは、心が否定的なほうにスイッチが入って動くということですから、なんとかそれを肯定的なほうに動くようにもっていけばよいのです。

さらには、自分自身が何事にもとらわれない、自由で孤高の人になることです。いいかえれば、すべてがありがたく、感謝でき、かつとらわれない、まわりのものに左右されない人になっていくということが必要なのです。

雨が降ったら気が沈み、お金がないと元気もないようなありさまでは困るのです。あるいは、恋人がいれば元気だし、お友だちといるときは楽しいけれど、家へ帰ったら淋しさを感じ、力を落としているような様子ではだめなのです。そんなふうに心が動くのは、いつも何かに依存して生きている証拠です。

人の意見や知識に惑わされてばかりいると、いつも心が混乱していなければなりません。そうではなく、自分で気づき、実感し、体験して、悟っていくこと、そして深くほんとうにわかっていくということが大切なのです。

悟るためには、あなたのカルマが必要です。病気も必要であり、失敗も悩みも必要であり、その他あなたが経験した、さまざまなことが必要なのです。

それは学びであり、その滞るエネルギーをアヌグラハのブレッシングで、こういうことがあった、ああいうことがあったと、自分でひとつひとつ気づきながら手放していくことです。

ネガティブなことを理解して手放し、さらにポジティブなことにさえ、とらわれなくしていくのです。そうすることで、悟りへのプロセスを歩んでいけるからです。こうした心は、日々のサマディ瞑想や各種のヒマラヤ・シッダー瞑想、クリパコース、特別な秘法やベーシック、アドバンスコース、合宿といったプログラムで溶かしていくとよいのです。

しかし、すでにやりたいことをやっていて、エネルギーが活性化されていると、感じる力が弱いこともあります。受け取って理解することを、無意識に排除しているのかもしれません。あるいは、カルマが軽く、そのため、自分が変わっていく感じをなかなか実感できないのかもしれません。このような人たちでも、変わることへの恐れがあり、死に対する恐れがあり、いまだ完全ではないのです。ですから、さらに変容し、知恵を目覚めさせていく最高の人間完成に向けて進む必要があるのです。

また、カルマが重い場合は、カルマが重ければ重いほど、手放してみてはじめて、「ああ、自分はほんとうはこんなに軽くいられるのか。自由でいられるのか」と実感できる尊さがあるのです。

悩みから解放されたときの気持ちとは、おそらくそういうものではないでしょうか。百貫目もある荷物をずっとかついで、重い重いと必死に耐えていたのが、それを手放したとたん、肩の荷がすっかり降りたような、自由な解放感が得られるのと同様のことです。

心というのは、どうしようか、大丈夫だろうかなどと、しょっちゅう心配し、不安を感じたりします。そして、どうにも抜け道がないときには、もう死んでしまいたいなどと思ってしまうのです。

過ぎ去ってしまえば、なんでもなかったと気づくことができるにもかかわらず、渦中にいるときは、なぜかものすごく苦しいのです。それは、時とともに薄れて、いつしかなんでもないことのような気がしますが、そうしたカルマは再びくりかえされていくのです。というのも、人はその原因を内側に抱えているからです。

人は大なり小なり、何かに執着していたり、思いこみを抱えていたりします。しかし執着こそ、苦しみのもとであり、不自由な心となって苦しめるのです。

そこで、ひとつ、心の持ち方を思いきって変えてみたらどうでしょうか。無心になり、なんでも素直に喜んで感謝してみるのです。すると、あなたの中できっと新鮮な何かが芽生えてくるはずです。たとえば、あることを嫌だなあ、やりたくないなあなどと思っても、実際やってみると意外にも容易だったり、楽しかったりするものです。

キリストもブッダも、歴代の偉大な聖者たちも、自由のすばらしさを説きました。

キリストは述べます。「私たちは、真理を知るために生まれてきた愛の存在である」。ほんとうにそうでしょうか。ブッダは語っています。「私たちは知恵ある存在である」。ほんとうにそうでしょうか。そして、さらに言います。「悩みのない無垢で自由な存在である」。ほんとうにそうなのでしょうか。

ほんとうに、そうした聖者たちの語る通りであるのなら、それをたしかめることなく、あなたの人生を終わらせてしまってよいものでしょうか。

人生というものは、難しく考えると、とてもややこしいものになってしまいます。あなたには、もともと失うものなど、何ひとつないのです。裸で生まれ、裸で死んでいかなければならず、一所懸命集めたものも、みなこの世に置いていかなければなりません。

あれこれ考えてみたところで、しかたがないのです。なんにもなくても、私は十分楽しめるのだと思っていればよいのです。そう思うだけで、エネルギーの方向は必ず変わっていきます。そして、あなたに可能性が開かれてくるのです。意外かもしれませんが、そんな簡単なことでよいのです。

そして根本的に、その内なるネガティブのエネルギーを出すカルマを浄められるのは、この体があるうちなのです。それはヒマラヤ・シッダー秘教の助けを得ることによって浄化でき、あなたは深い静けさに導かれるのです。

◉深い決意は思いを実現させる

仕事などでストレスがたまると、心がいたずらに消耗していきます。何をしなくても、心がクルクルと働いてしまうのです。そのために、いつも疲れています。それが高じると、とくになんにもしなくても、疲れだけは感じるようになります。

人は、いろいろなものを抱えすぎているため、それを失ったらどうしようといったことばかりを考え、恐怖に陥っているところがあります。そのせいか、真理の学びの瞑想をする決心がなかなかつかずにいるのです。しかも瞑想については、単に座ることであるというイメージが強く、その効用についてわからない面もあります。

しかし、いったい真理の学びの瞑想で何を失うというのでしょうか。そんなことをしている時間がもったいないということでしょうか。それくらい自分は忙しいということでしょうか。もちろん、それをガイドする、真理をよく知るマスターが必要ですが、ヨガや瞑想をすると、時間がなくなるどころか、それほど寝なくてもすむ体になるため、時間はむしろ余るようになります。

食事についても、ご馳走を食べたいと思わなくなりますから、食費が浮くようになりますですから、時間もお金も、失うどころか逆に増えていくのです。

もっと学ばなくてはと思って、あっちの本、こっちの本に手を伸ばす必要もなければ、もっとたくさんの本や雑誌を読まなければ、とあせる必要もなくなります。いろいろなことがよくわかるようになるからです。直感が湧き、クリエイティブなアイディアが湧きます。

やがて、あなたは、たとえば歩いているときも、部屋でくつろいでいる間も、それを喜びと感じられるようになるでしょう。なにかで人前でほめられたときとか、なにか貴重な品をもらったときだけうれしいのではなく、あなたが人に親切にするとき、また人を助け救うことが、うれしいと思えるようになります。そのように、一瞬一瞬を喜びに変えていき、豊かな精神の人になっていくことができるのです。

心というのは、ほんとうに移り気なものです。今日決心しても、明日になれば揺らいだりもします。ですから、決意することがなかなかできません。決意のなかでも、深いレベルでの決意をサンカルパといいますが、それは強い純粋なウィルパワー（意志の力）です。そのように純粋意識のレベルで決意をすると、すべてが可能になります。あなたがなりたいものになれますし、やりたいことが実現していきます。

ただし、そうなるには、心を純粋にきれいにしないとならないのです。しかも、それほど心がきれいになったのなら、あなたはそれをもっとよいことに使っていくべきです。なぜなら、その人が思ったことは実現するからです。

いかなる事情があれ、まちがっても、人を傷つけたり、自分の欲望を満足させる悪いほうに使ってはいけません。ある人が誰かを恨むことで、その人が病気にもなりかねないからです。ですから、修行する人、瞑想する人は、欲をはずし、人を助けるよいカルマを行うことに使っていくのです。

もともと私たちの心と体は、神様からいただいた大切な預かり物です。ですから、あなたはそれをきれいに磨いて、次に生まれてくる人々に対して、DNA、つまりサンスカーラという過去生からの情報として渡していく責任があります。それらを磨くことを忘れたまま次の人に渡せば、あなたの魂は、汚れたままの状態で新しく生まれることになります。

そして、それによって、次の人はたいへん苦しむことになります。つまり、あなたは死んでからの責任もとらなければいけないのです。あなたの魂を受け継ぎ、次に生まれてくる人のためにも、またあなたの、死んだあとの世界の、よりよい旅立ちのためにも、きれいな心にして、よい形で生まれ変われるようにしなければなりません。

ある人から、「自分を磨くというのは利己主義ということではないのですか」との質問を受けました。しかし、それはまったく違います。

他人に勝つためにとか、よりよい仕事を得たり、よりよい友だちをつくるために、技量とかテクニックを磨くという場合もありますが、真理に出会うために、自分を磨くことは、競争のためではありません。それは恐れを超え、すべてを手放し、浄め、平和になるため、愛の人、知恵の人になるためです。それはまわりの人に平和と愛をシェアして人を助け、世の中をよくするためなのです。人々に希望を与えることになるのです。

あなたの心がきれいになり、あなたの波動が浄められると、とくに血のつながる家族が浄められます。また、先祖の霊も浄められます。それがあなたのまわりの人たちに影響を与えます。こうして、あなたが大きな愛でまわりの人を癒し、また人を助けていき、人がほんとうの幸福に出会うように導くのです。それだけでまわりの人は幸せになれるのです。そうすることで、どんどん広がっていったなら、世界中が平和になるのも夢ではありません。

◉修行の中核は感謝すること

ヒマラヤ・シッダー秘教の真のヨガの修行をしていくと、ほんとうに頭がクリアになり、見えないところまで浄化し、正していくことができるようになります。これは現代医学ではわからないことです。たとえば、頭のよい人と悪い人とでは頭のなかの構造が違っているのかと調べてみたところで、大きな違いはありません。

人はさまざまな体験を積み重ねてきていますから、その記憶が肉体と心、さらにはＤＮＡの中に蓄積しています。幸せな体験ばかりでなく、つらい体験、悲しい体験、苦しい体験などもあるので、それらが曇りとなって、純粋である魂を覆っていると言えるでしょう。

それを瞑想によって、浄めていくのです。そしてさらには、自分の内側を変容させ、質を高め、よけいなものを全部落としてクリアにしていくと、あなたのすべてがそこに映し出されるようになります。

そのように修行によって、あなたの過去生が映し出されていくとき、それらを無理にこじ開けて見るようなことをすると、場合によっては、地獄絵さながらの状況にさらされて、肝をつぶすことがあるかもしれません。

たとえば、過去にいじめられたりした経験が、怨念となって陰にひそんでいたりすると、あるとき、それがものすごい形となって、あなたの目の前にあらわれてきたりするわけです。自分では正しく修行をしているつもりでも、とんでもない方向に向かってしまうことがあるということも、ぜひおぼえておいてください。

修行には、必ず心構えというものがあります。その中核をなしているのが「感謝」です。しかし、感謝をするということだけでは漠然としていますので、その具体的な方法としては、殺生をしない、暴力を振るわない、人を批判しないことなどがあげられます。また、人のものを奪わない、盗まないという行為をさらに転じ、より積極的な方法として、人に与えることと、神に捧げることを実践していけばよいのです。

そのように、いろいろと細かい教えはあるのですが、外側の行動を規制し、エネルギーを悪いほうに使わず、心身をよい行為に向けるというガイドがあるのです。

さらに最も中心的で重要なことは、この道を示す、マスターという存在を信じて、ついていくということです。日本でもヨガの先生やスピリチュアルな指導者はたくさんいますし、いろいろな行もあるかと思いますが、究極の真理を知るマスターである、ヒマラヤ聖者との出会いは、稀有なことなのです。自分を変容させ、真の幸福になる修行をするには、やはりマスターの指導が不可欠です。

ゴルフをはじめ、お稽古事はなんでもそうですが、はじめるにあたっては、まず、最初に、その道の先生について基本的なことを学んでいきます。なかには自分でマスターしていこうという人もいるかもしれませんが、自己流にやっている限り、技術はなかなか上達しません。そのため、結局遠まわりになってしまうのです。

ですから、やはりその道に長けた先生に教えてもらいながら、進めていくことが大切です。そうすることで、あなた自身も安心して学んでいけるはずです。学びにあたっては、この安心というものが、実は非常に大切なのです。

◉カルマが浄化されて自由になる

安心は、私たちが生きていくうえで一番求めているものでもあります。暗闇の中を手探りで歩くということは、スリルは味わえるかもしれませんが、常に危険と隣り合わせです。そのため一時も落ち着くことはなく、たとえ歩き通せたとしても、結局、たしかなものなど得られずに終わってしまいかねません。

これに対してヒマラヤの教えは、真理への道であり、誰もが体験していない見えない世界の、その恩恵を受けて、自分を最高に進化させていくと同時に、日々の恵みをいただきながらまわりにも恵みを与え、真の幸福にしていくのです。その道を進むにあたって、安心して歩んでいけるというのは、たいへん重要なことです。安心を得てはじめて、あなたは自由に伸び伸びと、前を向いて進んでいかれるからです。

瞑想を実践しつづけていくには、やり方がはたして正しいのか不安になりますが、それが守られて進められるならば、安心です。瞑想によってあなたは、カルマが浄化され自由になり、やがて、人生は苦しみではなく喜びであることを実感し、生きていること自体を、そのプロセス自体を、心から楽しめるようになるでしょう。

ほんとうに毎日が楽しくてしかたがない、カルマを積まず、人に幸せを分かちあいながら生きていくのです。そんな人生をあなたにはぜひ送っていただきたいのです。

あなたは真理を知るマスターとの出会いによって、なんら恐い思いをせずに、安心して真理を学ぶことができるでしょう。かつて私が何十年もかかって辿り着いた道を、あなたが今すぐにも辿れるということは、ほんとうに幸せなことなのです。

私が五十年以上かかった、すべての恵みのエッセンスが、無理なく、すぐさまできるものとして、あなた方に贈り物として届けられているのです。

もっとも、真理に至る瞑想だといって、あなたが構える必要はありません。瞑想は、どこにいてもできることです。瞑想のために、どこか特別な部屋や場所に行かなければならないなどということはありません。あなたの部屋の一画でいいのです。瞑想をすることで、そこが聖なる空間になっていきます。

一日のうち、少しの時間、心を静かにして自分の内側を見つめることをはじめていきます。それだけでよいのです。ただし、それはやさしい、正しいガイドのもとに、という条件がつきます。

やがて、心と体と思いをひとつにして、さらに深く入っていきます。そのとき、あなたの中にいろいろな思いが浮かんできますが、それを順番にひとつひとつ手放していけばよいのです。

ただし、最初のうちは、うまくいかないことも多いかもしれません。精神統一をするのは、それなりにたいへんなことだからです。まず座ることからはじめなければなりません。それには、心のブロックを取り、体を自由にしていかなければなりません。あなたには、過去生からの体験や今生での体験の記憶が心や体に刻まれているからです。それをいろいろな方法ではずし、心と体を浄化する必要があります。

心のブロックが、ひとりではなかなか取れない場合があります。ヒマラヤ秘教には、そんなときに対処するための、いろいろなテクニックがあります。たとえば、体のいろいろな動かし方のほか、音の助けで取るとか、さらに心のさまざまなエネルギーの体験で解放していくとかいう方法もあります。そのように、これまで蓄積された体験の記憶を心から出していくことで、ブロックは取れていきます。

ヒマラヤ秘教のオリジナルプログラムには、さまざまなブロックをはずすワークや、いろいろな瞑想修行があります。そのような方法を試しながら実践をすることによって、精神を統一し、心身を浄化していくのです。

そうして、やがてあなたは、ほんとうのあなた自身に出会うことができるのです。

2　ほんとうに「生きる」ということ

◉内側の環境を整えなければ幸福はこない

あなたがいつまでも続く、大切な存在と思っているものも、ともすれば一瞬にして失ってしまうかもしれません。ですから、あなたは何を信頼して生きていくべきか、ということを常に考えておく必要があります。

たとえば、自分の命が明日までしかないとなったとき、あなたは残り一日をどのように生きるでしょうか。私たちは、いつも明日という日があると思い込んで生きています。それゆえ、いろいろ不平不満を言ったり、ついつい無駄に過ごしてしまったりするのです。

しかし、今日と明日しかないと思えば、この一瞬一瞬がものすごく大切に思えてくるはずです。すべての人を懐かしく思うでしょう。悔しく思っていたことも、憎んでいたことも、恨んでいたことも、そんなことはもうどうでもいいと思うようになるでしょう。そのように、すべてを許せる気持ちになるのです。

あるいは欲望に対しても、それまでのこだわりが急に失せていくのを感じます。あれがほしい、これがほしい、ああなってほしい、こうなってほしいなどと思っていても、そんなこといまさらしょうがない、どうでもいいとあきらめていこうとするでしょう。この期におよんで、じたばたしてもしかたがないからです。

そして、今の自分にできる最大のことである、この一瞬をどうやって過ごすかということに、意識を集中していこうとするのではないでしょうか。

ヒマラヤの大自然に触れると、誰しも、そんな気持ちを抱くようになります。ヒマラヤには家もなければ、食べ物も着るものも、何もありません。酷寒の地でありながら、暖房設備もいっさいありません。衣食住すべてがないのです。

そこで修行する人たちは、みな洞窟の中で生きています。そういう中にいると、失うものは何もありません。すでに家族を離れ、社会から離れていて、あるのは、ただ自分の肉体と心のみです。そのため、肉体と心だけが体験の道具になります。

したがって、ヒマラヤにおいては、自分の心と体が健康となり、心の執着もかなり取れてから修行をすることになります。

私たちは、肉体を通して寒さや暑さを感じますが、ヒマラヤでは、暖房設備などありませんから、自分の肉体でそれを乗り越えていかなければなりません。つまり、自分の肉体と心が暖房のかわりをするのが、ヒマラヤにおける環境というわけです。そして、さらに意識を進化させ、深い部分を浄化し、超能力的な修行や究極のサマディの修行をしていくのです。

ですから、人は生きつづけるなかで、病を抱えていたり、心が雑念でごちゃごちゃしていたり悩んでいたら、それは最悪の環境となってしまうのです。その反対に、肉体が健康で、心も平和で穏やかであれば、環境は申し分ありませんから、あなたはとてもよい気持ちで生きていくことができるのです。

しかし人はそういうところに気持ちがいきません。具合が悪いともちろんそれを訴えます。しかしすべてが満たされていても不足を探しているのです。それは心の性質なのです。癖なのです。

すべてのことに感謝の練習をしなければ、同じことのくりかえしなのです。そうした意識を変えていくために修行をするのです。

自分の内側が変わらなければ、ほんとうの幸福、安らぎは得られないのです。

◉ジャッジしないで信頼する

あなた方は誰でも、深いレベルで神とつながっています。そして私は、そのつなぎ役として、いいかえれば、かけ橋として、ヒマラヤ・シッダー秘教の恩恵をあなた方にお伝えしているのです。今ここで、この環境ですべてをもったまま、あるがままのあなたの状況で、なんとかヒマラヤ・シッダーの恩恵を差し上げようというわけです。

私がなによりも伝えたいことは、あなたが神としっかりつながって、内側を最速で浄め、自分の中に神聖さを目覚めさせ、輝きをとりもどし、喜びと愛と平和と自由を満たし、美しい人生を生きていきましょう、ということです。

さて、ほんとうの意味で生きるということは、どういうことをいうのでしょうか。

おそらくあなたは、幼いころから、これをしてはいけない、あれをしてはいけないなどと親に言われながら、道徳的な掟を守ることを厳格に強いられてきたのではないかと思います。もちろん、それは、あなたが社会で安全に力強く、りっぱに生きていかれるようにとの、ご両親の切実な願いのもとに行われてきたのはまちがいありません。

ところが、それを耳にタコができるほど聞かされつづけているうちに、うんざりしてきたり、うるさいと思ったりして、かえって逆効果になってしまう場合があります。また一方では、親の言うことをよく聞いて、よい子として育っている子どもの場合は、どこか堅苦しく、伸び伸びできなくなってしまうこともあります。たとえ子を思う親の言葉であっても、それを子ども自身が直接体験しないかぎり、魂に届くことはなく、結局わからずじまいになってしまうものなのです。

ここに学びがあります。これらの例と同じように、自分がほんとうに変容していくためには、まず自分で気づかなければならないのです。

そして、変容していくには、たゆまず修行を続けていく努力が必要です。たとえばこれまでのように、エゴという欲望に従って、自分勝手に生きていくのでは成長がありません。そして、いいエネルギーにつながり、中心にいようとする、バランスをとるあり方のことを苦しく思ったり、つらく思うこともあるでしょう。しかし、それはエゴの抵抗であり、それに負けないようにするためには、あなたはそれなりの強い意志を持たなければいけません。そうでないと、途中で挫折してしまうのです。

心というのは実に狡猾（こうかつ）であって、常に自分を守ろうとして、無意識のうちに楽な方向、あるいは今までの癖の方向へと動いていくからです。

それは自分を成長させるほんとうの道ではない、ということにあなたは気づかなければなりません。エゴが傷つきたくないために、単にあちらに逃げたり、エゴがよく思われるためにこちらに逃げるなどして、心が微妙に計算をしながらやっているにすぎません。こうやって自己防衛をしているのですが、そうした本能を誰しももっています。

そんな人間同士が社会で実際に接触し合うわけですから、人間関係がスムーズに進まなくても仕方がないことかもしれません。不信を抱え、不安を抱えている者同士が出会えば、不信も不安も倍になってしまいます。

おそらく、今ほど人間同士の信頼が希薄になっている時代はないといえるのではないでしょうか。まずはあなたから、そうした思い込みの心を捨て、不安と不信を取り除き、信頼を育み、愛を育み、ほんとうの自分の姿というものを見つけてほしいのです。

あなたがほんとうの自分に出会うプロセスで、自分を受け入れ、愛するとともに、他の人に理解と尊敬を持って接していくことができるようになるでしょう。これまでより信頼の心は数段に大きくなっていくはずです。

もちろん、礼儀作法をはじめとする、社会生活の基本的なルールなどをあなたは学ぶ必要がありますが、あまり形に縛られ過ぎても、本質が見えてこないものです。マスターとの出会いにより、よいエネルギーのブレッシングを受けることで、そのことが自然に起きてくるのです。

◉自分にとって何が一番大切なのかを知る

かつてインドでブッダが悟りを得たころ、いろいろと形にとらわれた、たくさんの哲学の流派が誕生していきました。そのなかで、万(よろず)の神にお願いをして、願いをかなえるために、生け贄(にえ)といって、動物を生きたまま捧げるなどということが行われていました。

それを見てブッダは、瞑想して自分を悟らないかぎり、ほんとうの解放はない。ほんとうの自分に気づいていくことこそ必要なのだと説いて歩かれたのです。もともと瞑想は、ヴェーダ（インド最古の聖典）のなかにあったものですが、ブッダはそれを一般庶民のレベルにまで下げて、ほんとうにわかりやすいかたちで真理について説いていきました。そして、すべての人に出家を呼びかけていったのです。

そうした伝統がインドにはありましたが、インドにおいて真理を求め、神に出会うために、出家して修行するのは、今の時代にあっても同じです。当時のインドは、まだほんとうに何もないような状態でしたから、ブッダもそう言って、各地をまわることができたと思うのです。しかも、身のまわりに執着するようなものもあまりなかったのです。

今の若い方にはあまりピンとこないかもしれませんが、世界における先進国は、ここ何十年かの間に、実に豊かで便利な社会になりました。私の子どものころを振り返っても、これほど物質的に恵まれる時代がくるなど、ほんとうに想像もできませんでした。それだけでも、幸せなことだと思っています。

私の子ども時代は、終戦時のため物資が乏しく、何にもない時代でした。今は何でも手に入る恵まれた時代です。

ところが、それほど社会は豊かに恵まれているというのに、人々はそれだけでは満足しなくなっています。昨日まで幸せに感じたことが、今日ではさほど心をそそらなくなっていま す。昨日より今日はもっと幸せでなくてはならない、そうした思いがあたかも強迫観念のように、現代人を襲うのです。

しかし、そうやって物質的なものを追いつづけているかぎり、人は永久に満足することはありません。幸せに満たされた状態を、長く保つこともできません。いつももっと豊かに、もっと幸せにと思いつづけます。そのため、ようやく愛を得ても、今度はそれを失うのではないかと、よけいな心配をします。それどころか、心配や不安がないと、それがまた心配になって、無理に心配事や不安をつくり出そうとするのです。

そんなことをしているかぎり、いっこうに前に進むことはできません。大切なのは、これが幸せだと思う状態をずっと続けていくことです。それには、自分にとって何がほんとうに一番大切なのかということを、あなた自身で気づいていくしかありません。

あるとき、次のような質問を受けました。

「私は常に不安を抱えております。こんな状態がよいわけがないと思いながらも、どうやって不安を取り除けばよいのかわからず、毎日悩んでいます」

そこで、私は、こうお答えしたのです。

「それには、神としっかりつながって、いつもご自分の中心にいるように意識してみてください。それがわからないのなら、まずヒマラヤ秘教の教えにつながってください。そうすれば、マスターの高次元のブレッシングがすぐさま内側の変容を起こし、幸福にしてくれるのです。永遠の存在、安らぎ、パワーにつながらせてくれます。今のままでは、不安は消えません。すぐに永遠の存在、つまりほんとうの自分につながることで不安が消えていきます。心と距離を置くのです。つまり新しいよい癖、正しい癖をつけていくことです。

あなたの不安は、過去の何かの体験から来ているものと思われますが、サマディ瞑想はそれを解放できます。そして、自分は必ず変われると確信することで、自分を安心させることができるのです。そしてさらには、自分はいったい誰であるのかと問い、意識の進化を進めていくのです」

◉よいエネルギーを流すために

私たちは無限の存在から、すべてのパワーをいただいて、心と体が機能し、生かされているわけです。ところが、うまく流れるはずの回路が、心が曇り、体が曇り、自分自身が誰であるかという自覚がないため、途中途中でバランスがくずれたり、ブロックされ、おかしくなっていて、正しく使えない状態になってしまっています。そこで、どこの部分がおかしいのか、どこが傷んでいるのかを発見し、修正していくことが必要です。

車にしても、何年かに一度車検を受けて、悪くなった箇所があれば、部品を交換したり調整したりします。壊れている部分があれば、早急に取り替えないと、たいへん危険なことになってしまいます。それと同じように、あなたの中になにか悪い部分があれば、大事故につながる危険性があるのです。その悪い部分とは、過去生からのカルマです。それを知ることが、これまで何度も述べてきた「気づき」であり、覚醒していく道なのです。

ヒマラヤ秘教のさまざまな実践の教えで、具体的には気づきの瞑想やヒマラヤ・シッダークリヤ秘法やマントラによってカルマを燃やして浄め、あるいは部品を取り替えたり、直したり、調整したり、正しい配線を確認したならば、あとはあなたを創りだしている源の存在、つまり神様におまかせし、信頼して、よいエネルギーを流していけばよいのです。

それによって運命が改善され、迷いがなく、力がついてきますから、あなたは心と体が癒され、知恵が湧き、いろいろなことが実現していくようになるでしょう。それと同時に、ほんとうの自分というものが見えてくるのです。

そこまでできたら、今度は、あなたのすばらしい財産を、どういうふうに生かしていくかを考えていけばよいのです。それは、あなたをほんとうに幸せにしていくことにつながります。これらのことは具体的に見えるものではないために、わかりづらいかもしれませんが、瞑想のワークを通して、それらの内側のからくりを最速で浄化していきます。つまり、瞑想によって気づくことができ、手放し、自由になることができるのです。

あなたがマスターに信頼でつながると、常に、源の存在と一体となったマスターが橋になることによるブレッシングが起き、変容が起きていくのです。

私は先ほど、あなた方は深いレベルで神とつながっていて、私はそのつなぎ役をしているにすぎないのだと申し上げました。私の役割とは、つまりはそういうことなのです。

私とあなたがつながることで、神へと続くあなたの根源の命のエネルギーのパイプを太くしていくことができます。それによって、あなたは、何にも負けないほどの力と知恵と愛とを得るのです。私は、ヒマラヤ・シッダーという存在として橋になり、それをあなた方にプレゼントさせていただいているのです。

◉知識さえあれば、という考えはまちがっている

今、世間では、瞑想が静かなブームを呼んでいます。煩雑な日々の生活に追われ、仕事に翻弄され、人間関係に疲れ、だからこそ人々は、憩いと安らぎを求めて瞑想へと向かうのでしょう。

そうして人々は、自分自身をとりもどすなかで、ひとつひとつ問題を解決していこうと努力しています。それはたいへん効果的であるといえるでしょう。

ところが、それが一般のテクニック的なものに偏ってしまうと、問題が一見解決されたかのように思えても、根本的な解決にはなっていない場合が多いのです。そのため、いつかまた、問題がぶり返されてしまいます。

たとえば、あなたが企業の部長で、ひとりひとりの複雑な心を読みながら、役割の変更や配置転換を試みたとします。しかし少し、相手に我慢を強いるなどのことをして、無理なかたちで問題を解決しようとすると、またすぐにほころびが出てきます。人間同士に必要なのは、後にも先にも信頼関係です。大きな愛と信頼だけが、すべての問題を飲み込み、溶かしてくれるのです。そして、そうした大きな愛を、あなたは修行（瞑想）によって、自分の中に育てていくことができるのです。

もしあなたが、知識さえあれば、すべて解決できると信じてきたならば、それは傲りというものです。たしかに知識があれば、ある専門分野での問題は解明できるかもしれません。しかし、すべてを解明していくには、さらに厖大な時間と知識が必要なのです。

各分野には、それ相応のスペシャリストがいて、そのことだけに日夜心を砕き、研究なり勉強なりに励んでいます。それによって、そうした分野においては、いろいろなことが解明されていきます。とはいえ、全体からみれば、それはほんの一部分のみの解明にすぎません。たしかにその分野についての知識は豊かになりますが、全体のバランスからみれば偏っているわけです。全体の問題が解決されない限り、いつまでたってもアンバランスなままなのです。

あなたが上手に全体を見わたせる人になっていれば、何もウロウロしたり、せせこましく生きなくてもすむということなのです。しかし現実的には、そのように全体を見わたせて、なんの問題ももたないパーフェクトな人など、そうそういるものではありません。九分九厘の人が何かテクニックめいたかたちで工夫をこらしても、やがては無理とわかってあきらめるか、気疲れで行きづまり、生命力も枯れきってしまうかのどちらかでしょう。エゴをはずし、大きな心で全体を見ることができる人に変容するのです。そういう人になることができるのが、瞑想の習慣をもつことです。

◉人の価値は仕事のみで決まるものではない

なにかに一所懸命になっているとき、あなたはすべての心をそのことに注ぎ込んでいます。しかし、あまりにそれが行き過ぎると、今度はそれがストレスとなって、あなたに返ってきます。とくに、あなたが経営者である場合、そのストレスたるや、はかりしれないほど大きいことでしょう。エネルギーの集中は、エネルギーの消耗なのです。リラックスする必要があります。

あなたは、会社の業績を上げるために、日夜、知恵を絞り、考えつづけます。

今、ものがあふれている世の中で何が次に必要でしょうか。社会にものが必要なとき、また会社の成長期であれば、成果が目に見えてあらわれます。しかし、成長過程が終わり、飽和状態になってからこそがほんとうの勝負のときといえます。そういうなかで、業績をさらに伸ばし、あるいは維持していくというのは、ほんとうにたいへんなことなのです。

だからこそ、どの企業も、日夜一所懸命取り組んでいるわけですが、この企業間の競争がまた、たいへんなプレッシャーとなって、経営者にのしかかってきます。

そして、多かれ少なかれ企業に身を置いていると、知らず知らずのうちに心や体はストレスを受けているのです。人によっては心身を病み、鬱になったり、社会復帰ができなくなり、自殺に追い込まれる人たちの、いかに多いことでしょうか。心も体と同じように、壊れてしまうことはほんとうにあるのです。にもかかわらず、多くの方が、会社の仕事に、売上の向上に汲々とされているのです。

もちろん会社側としても、そうした方々の生命力を高めるメンテナンスに協力してあげる必要があります。そうでなければ、エネルギーが枯渇して燃え尽きてしまうでしょう。人を使い捨てではなく、育んでいくやり方が大切です。ただ、それらの人たちは仕事のためのテクニックを習うのではなく、その源の力をいただく回路を強固にしていくことが大切です。

これは企業に限ったことではありません。日本、とくに日本の男性社会では、仕事に打ち込み、仕事ができ、業績を上げたということが、最大の賛美であり、そうした人を尊敬の対象と見なす風潮が依然として強いように思われます。もちろん、社会的にりっぱに仕事をされている方というのはたいへん魅力的であり、その努力されている姿は尊いものです。

しかし、人の価値は、決して仕事だけで決まるものではありません。仕事さえできればよいというものではないのです。もっとトータルな人間完成をめざすには、最速で変容の効果のある、ヒマラヤ・シッダー瞑想を取り入れるのです。日々のストレスから解放され、かつ、叡智と優しさをもって、生命力にあふれる次の時代の新しいリーダーに生まれ変われるのです。そして生きること全体がイキイキとした人生になるのです。

3　変化をとらえ、変化を超える

◉異常な部分に正常な「変化」で揺さぶりをかける

何事も習慣化すると、苦労なく、ずっと続けていくことができます。しかし、慣れないうちは緊張して疲れるものです。どんなことでも、最初は持続していく意志の力や努力が必要です。また、生きていくには、好きなことばかりやってはいられません。日々のこまごましたことも、溜めずに上手にこなしていきます。たとえ嫌いであったり面倒であったりしてもです。

また、休日などに家庭の自由さに慣れてしまうと、会社に行くことも大きなストレスを感じるようになるかもしれません。反対に、ずっと会社に勤めていた人が仕事を辞めると、それだけでとても不安になったりするものです。

しかしどんなことでも、慣れると楽になります。ところが、それがあたりまえになると、どんなによいことであっても、そのありがたさや尊さがわからなくなってしまうのです。たとえば、ずっと健康でいる人は、毎日おいしくご飯が食べられることのありがたさに気づきません。具合が悪くなって、そのありがたさに気づくものです。

ところが、その状態も慢性化していくと、やがて慣れて、鈍感になってしまうものです。体の悪い部分については、薬を飲むなどしてなんとかバランスを維持できますが、それによって、別の部分の具合が悪くなっていくことがあります。しかし、すでに鈍感になっている体は、何も感じることができません。本人にはその自覚がないため、そのまま見過ごされることが多いのです。その結果、気づいたときにはもう手遅れだった、という事態が起きてしまいます。

そうならないためには、どのように生きていったらよいのか。日々瞑想の習慣をもっておくのです。さまざまなことを理解していく知恵が湧くのです。瞑想はリラックスして心と体の塊をほどいてくれます。

それは、正しくバランスのとれた状態にするため、「揺さぶり」＝「変化」と変容を与えることで、習慣性のネガティブなもの、異常なまま固まってしまっているものに揺らぎが入り、バランスをとろうとする力があなたのなかで目覚め、そうした固まったカルマを浄化し、癒し、知恵をもって生きることができるのです。

◉変化しなければ変われない

人の生活のなか、性格のなかには、不必要な思いや無駄やアンバランスなことが固まったままになっていることが多いものです。それによい「変化」を与えて、正常にもどすのはたいへん重要なことです。

しかし、人は、いつも同じでいたい、変わらないほうが安心だから今のままがいい、という気持ちがつい働いてしまいがちです。「変化」していくことに対して、潜在的にネガティブなイメージを抱いていて、変化することを嫌がる傾向があるのです。

また一般には、たしかに、今の状態がたとえアンバランスで苦しくても、それに慣れてしまうと、そのままでいるほうが楽であり、安心していられるように思えてきます。変わらないということは、安心できることでもあるからです。

人は、「変わる」ということに抵抗を感じていることが多いのです。外の社会のことでも、なにか事件が起きたり、環境が変わったりするだけでも、自分のなかに変化が起こり、それが人を不安にさせてしまいます。何かを失ってしまうのではないかと、不安と恐れがあるのです。

しかし、自然の災害などの変化や、職を変えるなどの変化などがあった場合、そのときこそ、正しいことに気づいていくチャンスです。これまで安心だと思っていたものが実は異常なものだったと気づけば、変わらなければならない、変えなければならないと、きっと思うはずだからです。

あるいは、一昔前までは、私たちは、安全神話というものにすがって生きているようなところがありました。それは、自分は絶対に大丈夫であり、いつも安全なのだという、ある種の思いこみによるものです。

たとえば自分が勤めている会社が潰れるわけがないという思いこみ、自分の家族はずっと健康で死んだりしないという思いこみ、日本の経済が多少不安定でも、自分の財産は守られるのだという思いこみなどです。

安心に裏付けされたものなどは、何もないのです。しかも、大震災や原子力発電所の事故などで、安全神話は崩れ去りました。今では誰もが自覚できる不安を抱えているのです。

それでも、自分は社会的にも家庭的にも、趣味などに関しても、表面的にはそれなりにうまくやっていて、幸せだと感じている人は、とくに大きな矛盾を感じることもなく、人生はこんなものだと思い込み、ふつうに生活しています。

しかし、そういうなかにあっても、肉体は確実に変化しているのです。最初は気づかないような微妙な変化かもしれませんが、それがだんだん進行していきますと、あるとき突然、不調和を感じてダウンしてしまうことが実際に起こりうるのです。

ひとたびそうなれば、あなたは不安でたまらなくなります。どこか悪いかもしれないと疑い、病院へ行き、検査を受けるかもしれません。これまで安心していたものが揺らぐことになるのです。

ところが、そのときではすでに遅いという場合が多いのです。もしもあなたが、最初の微妙な変化をキャッチし、それにすばやく対応できていたなら、そこまで問題が大きくならなくてすんだかもしれません。変化を恐れてはいけません。本来、変化というのは、とてもよいことなのです。それによって、異常を知り、正しいことが何であるかと気づけるからです。

あたりまえのことですが、変化しなければ、あなたは変わりません。変化してこそ気づくことができるのだということを知らなければなりません。変化してみてはじめて、「あれっ、これは前の感覚とちょっと違うな、これはいったい何だろう」という気づきがはじまるのです。

ところが、変化を嫌って、どっぷりとそこに浸かりきりのままでいれば、変化も起きないかもしれませんが、気づく機会も奪われます。変化して、自分の状態に気づくことで、では変化しないものはどこにあるのか、それはいったいなんなのか、ということに気づいていけるのです。気づけば、それを修正できます。修正して、また安定した、正常な状態にもどることができます。

ただし、気づいた時点でバランスをとりもどせばすべて終わり、というものではありません。そのときはそれでうまく修正できても、しばらくたってその状況に慣れてしまうと、このまま安住していたいという思いが強くなり、あなたのなかに、変化を避けようという気持ちが働かないとも限りません。

そこであなたに必要になってくるのが、気づいた時点で、自分を見直す作業です。これまでの自分の生きざまを振り返り、問題はなかったのか、このままでいいのだろうか、ほんとうの自分とはいったいなんなのかということを見つめ、自分に関して、その気質や癖、性格について理解していく作業が必要なのです。

変化するということを生きている証拠ととらえ、それを受け入れていくことは心の進化につながると確信していくことが大切です。あなたの体に、たとえ好ましくない変化が起きた場合にも、すぐに薬で痛みを止め、症状をとろうとするのではなく、その変化をうまく活用することで、バランスをとっていくということが重要なのです。

◉アンバランスだからこそ変化が起きる

変化というのは、バランスがとれているときには起きません。アンバランスだからこそ変化が起きるのです。水は高いところから低いところへと流れますが、それは大地に落差というアンバランスがあるためです。落差がなければ、水は同じところにとどまっています。

水が変化するとは、水が流れている状態のことです。流れているということは、生きているということです。だからといって、汚れた水をやみくもに流してよいということではありません。きれいな水をよい方向に流していくからこそ、そこに魚も棲み着き、新しい生命が生まれるのです。そしてエネルギーを活用していくことができるのです。

落差が大きければ、流れも速くなりますから、当然速いスピードで変化をし、バランスをとろうとします。この力は自然のバランス維持能力であり、自然回復運動とか自然治癒力などともいわれています。バランスをとって、本来の姿にもどそうという力なのですが、このとき、細胞はイキイキと活性化し、本来の働きに目覚めていくのです。

ところが、年を重ねるにつれて、変化することが少なくなると、アンバランスでいる状況が固まって続くようになります。すると、細胞の働きは鈍くなり、無気力になってしまうのです。ですから、浄化やパワーを与え、サポートすることで、本来の姿に変化させ、バランスをとっていくことが大切になっていきます。そして本来の自然の姿、偏りのない姿にもどっていくのです。

肝心なのは、ただその変化を見つめていくことです。なにか別な不安定な偏りの方向にもっていくのではありません。そう理解できるようになると、変化するということに恐怖や不安を覚えたり、煩わしく思ったりすることはなくなるはずです。

変化することで多少の問題は生じるかもしれませんが、とくにパニックを起こすことも、巻き込まれることもなく、冷静に対応できるようになります。あなたが変化を楽しみ、味わうことができればさらによいでしょう。そしてそれを見つめ、行く先を見届けるのです。それこそが気づきです。

しかし、あなたに力のないとき、信頼がないときは、心が常に変化の心に依存し、恐れとくっつき、変化していくことそのものがつらくてしかたがない、と感じることもあるのです。信仰ももたない、中心ももっていない心では、変化とともに翻弄されてしまうのです。

信仰もない人の場合は、他のところに意識を向け、強いて好きなことをやるとよいでしょう。しかし、早く楽になりたい、早くよくなりたいなどと、欲の心をもち、無理に焦り(あせ)や期待の心で見つめていくと、よい状態になかなかもどれなくなってしまいます。大切なのは、常に無心で見ることなのです。

ただし、無心で見るといっても、心というのは、常に何かにくっつきたい、動きたいという性質をもっていますから、心を働かせずにいようとしても、なかなかできることではありません。それが心の性質であり、記憶なのです。そこで、その心の働きに逆らわず、意識して純粋な存在にかかわるようにするとよいのです。

◉肉体における変化は再生へつながる

変化というものをさまざまにとらえてきましたが、もしあなたが、今とても苦しいと思っているのならば、それは、「すべては変化するものである」ということを受け入れられずにいるからです。

この場合のすべてとは、自分のことも、他人のことも、外の現象も含んでいます。苦しまないためには、あるいはできるだけ苦しみを少なくするには、あなたに、物事を、いうなれば離れて見つめていく視点があるとよいのです。

たとえば、身近な人や親しい人が最近冷たくなったと思えば、心が苦しくなります。そこから学ぶのです。たとえば人から何かを期待しすぎてはいないか、などと自分を見つめるきっかけにするのです。人は、しょせん相手の気持ちをよくするために生きているわけではありません。ふつうは、自分を守ることで必死なのです。ときにそれが強く出ていたり、その人の世界で好きなことをやっていると、相手には冷たく映るのです。

人は、何かを買うのも、必要があって自分のために買うわけですし、人に優しくするのも、相手のためというよりは、優しくすると自分が気分がよいから、そうしている自己防衛からのこともあるのです。ところが、そうした優しい相手の姿を見てうらやましく思ったり、また、人から優しさを受け取ってばかりいると、それに依存し、いつも自分のために優しくしてくれると錯覚し、常に相手に要求する姿勢になっていくのです。

このように外側の人の印象や言葉に惑わされて、自分勝手な思い込みで解釈をしているために、人をジャッジしたり、自分をジャッジして苦しいと感じるのです。外を見て、常に、できるかできないかと比較したり、あるいは、弱い人となりきり、依存したり要求したり、それが得られないと苦しく感じるのです。それでも無知のときはそんな自分を肯定し、相手を悪く思ってバランスをとるのですが、さらに少し成長し、そうした自分に気づくと、新たな苦しみがはじまるのです。もっとその先の成長をしていく必要があります。

また私たちは、よいことはそのままずっと続いてほしい、変化しないでほしいと思っています。悪いことはできるだけ見たくないと思っています。しかし、すべては変化していくものである以上、よいことも悪いことも、そのままの形で続くことはありません。悪いことが起こると、それがいつまでも続くのではないかと不安になるものですが、悪いことも、いずれは変化して必ずよくなっていくものなのです。

つまり、すべてはバランスをとるために、上がったり下がったりすることをくりかえしているのです。生きものは生死をくりかえし、経済活動もまた上昇と下降をくりかえします。そのように、すべては変化しているのです。それにしっかりと気づいていくことが大切なのです。

幼いころの純粋無垢な素直な心も、成長とともに変化し、いろいろな考えが付着して、それらに依存し、汚れていきます。だからこそ人は、「ああ、昔は純粋でよかったなあ」と思うわけです。しかし、それは、過去への執着にすぎません。

なかには、昔は嫌なことばかりあったから振り返りたくないといって、過去を受け入れようとしない人もいるかもしれません。しかし、みずから変化を起こさないかぎり、結局その人は、過去とまったく同じようなパターンをくりかえすことになるのです。現在の不幸は、過去を浄化するという変化をさせないかぎり、終わらないのです。このことに気づかず、過去を受け入れないと、すべてを否定的にとらえる人になってしまうのです。

このように、私たちは多かれ少なかれ、自分の固着したモノサシや体験でものを見て、よい悪いと判断しています。モノサシに合うものはよくて、合わないものはよくないとか嫌いだと決めつけてしまうのです。

残念ながら、それではほんとうのものが見えません。その人は自分のほんとうの目で見ているのではなく、あくまでも自分の体験や、本で得た知識や、親から学んだことなどから得た知識で見ているに過ぎないのです。凝り固まって変化しようとはしない、旧来の考え方にとらわれてしまっているのです。そうした見方を続けていると、ひとつの苦しみが連鎖を生み、さらに新たな苦しみを招いていきます。

ところが、苦しんでいるときには、その先にまた苦しみがあるなどと考えもしませんから、そこにしがみついたまま、変化などとんでもない、というふうに思ってしまうのです。

考えてもみてください。私たちの肉体というのは、生まれてからずっと成長し変化を続けています。ですから変化することはありがたいことなのです。

そして変化することに気づき、それを活用するのです、それを通してカルマをよりよいほうに変え、運命を変えるのです。

そしてさらに、変化しない永遠の存在につながり、それに出会っていくのです。それこそ変化に惑わされない真の幸福への道なのです。

◉変化を活用する

心は常に変化します。「よし、今日から○○しよう」と朝に決意したことが、夕方にはその決心がもう崩れているのは、変化している証拠です。それも、めまぐるしく移り変わっていきます。結婚式で、「永遠にあなたを愛します」と固く誓っても、その気持ちがずっと変わらないということはありません。心というのは、慣れてしまうと、また違う刺激や出会いを求めて、変化を欲しがるものなのです。

先ほど私は、人は、変化することを嫌うところがあると言いました。たしかに、同じところにいれば安心できますし、逆に変化すれば不安を覚えるものです。人はその一方で、常に同じ刺激を受けていると、退屈します。同じことのくりかえしである平和に退屈します。そして刺激と変化を求めます。

心は一方で、常に変化を求めるのです。そして、より肯定的になり、エキサイティングな状況を求めて、あえて変化を望む場合があります。新しい刺激を求め、変化することで興奮してみたいという欲求があるのです。

まだ訪ねたことのない国を見たいとか、新しい家が欲しい、服が欲しいと願い、あるいは恋をしたいと望み、その出会いで、新しいエネルギーが出てきて、生命が躍動する気がするのです。いつも同じ環境で、同じ人と出会っているのは平和かもしれませんが、どこか退屈な思いが生じてしまうのです。

感覚はいつも新しい刺激に興奮し、喜ぶものです。そして心も喜び、それに執着し、また飽きたら新しい刺激を求めるのです。しかし、そうした変化を喜んでいる間は、真理の道に導かれることは容易ではありません。とはいえ、病気になったり、失業したりして、変化が負のほうになって苦しみが重なりますと、変化にも疲れ、今度は永遠の安らぎを求めはじめるのです。

今、多くの人々は、自分の心や感覚のレベルでつながっているにすぎません。そのため、これまでどんなに好きだと思った事柄も人も、嫌いになったり退屈したり、また新しい変化を求めるのです。多くの人は、見えるもの、五感でとらえられるものしか信じませんから、浅いところしか見ていません。そのため、ほんとうのところがわからず、右往左往して、常に苦しみと喜びの間をうろうろしているのです。

この本を読まれているあなたは、もっと奥のものを見ていかなくてはいけません。すべてが変化するということをしっかり見て、変化しない奥のものとつながっていくことを考えてください。もちろん、喜ぶときは大いに喜んでよいのです。ただし、感覚や心の喜びは永遠ではなく、必ず変化していくということを覚えておいてください。

そして、それらを超えていくために、そういうものとうまく別れる練習、手放す練習をしていくことが必要なのです。

それには、すべては変化していくものだと、しっかり受け入れることが肝心です。しっかり受け入れることができれば、それは上手に手放すきっかけとなるのです。そして意識が目覚めるきっかけになるのです。あなたには、ぜひ変化することを大いに活用していただきたいと思っています。

◉よくない自分をも愛し、受け入れる

世の中の多くの人は、物質的な繁栄や便利さを求め、目に見える幸せを追い求めようとします。もちろん、便利であるにこしたことはありませんが、それぱかりを追求し、逆に翻弄されてしまうようになると、なかなか本質的なものに出会うことができません。大切なのは、目に見える豊かさをエンジョイしながらも、それもまた変化していくものであると理解し、そのうえで自分を見つめていくことなのです。

そのためには、自分の中にある変化しないもの、揺るぎないものに出会っていただくことが大切です。それは創造の源です。この変化するものの向こうにある、すべてにエネルギーを与えている存在です。そこにつながり、そこに溶け込むことを体験すると、すべてを知って自分をコントロールできる人に生まれ変わることができるのです。

その体験から、自分の意識のレベルが高まり、騒々しい中にあっても、それらに振りまわされずに、静寂のなかで楽に生きていくことができるようになるのです。

それには、バランスよく正しい修行をしていくことが欠かせません。修行をすると、感覚や心が研ぎ澄まされていきます。これに反して、正しいガイドがなく、自分勝手に修行し、知恵が不足したり、信頼するものがない場合、心が揺れてしまい、周辺のものに対して、エゴのレベルから、正しい、正しくないとジャッジをしたり、嫌悪するあまり、摩擦を起こし

てしまう人がいます。

シッダーマスターについての、気づきと理解をともなう、バランスのとれた修行が必要なのです。相手の立場にも立って、相手を許し受け入れていき、その前に自分を許し、受け入れていきます。さらにすべてを受け入れるのです。

たとえば相手から、傷つけられた恨みなどをもっていると、なかなか許すことができないものです。とはいえ、その人のカルマはカルマの法則に従っているのです。したがって、大きな許しが自己の成長につながっていきます。嫌なものも、嫌いな人も、嫌悪するのではなく受け入れていくのです。

考えてみてください。相手は変わらないわけですから、それをあなたがいくら憂えても、あなたばかりが苦しむだけです。

大切なのは、慈愛をもって周囲と接することによって、意識の幅を広げていくのだという心構えです。そうすることで相手の心もほどけ、やがて変わってくるのです。社会における生活も勉強です。

すべては鏡であり、さまざまな人や出来事があなたの中のものを引き出し、映し出してくれます。社会は、自分自身を知るためにあります。人を知るのではなく、自分を知るためにあるのです。

あなたは、自分のリアクションを通して、自分の隠れた面を知ることができるでしょう。

「ああ。こういうふうに嫌悪しているなあ。愛のほうが弱いなあ。ジャッジのほうが強いなあ」そんなふうに自覚することで、それを手放し、超えていくことができるのです。

あなたはワークや気づきの瞑想を通して、深いリアクションの原因となっている無知な心、傷ついた心と、そのエネルギーを順次浄め、溶かしていき、変化していきます。マスターを信頼し、創造の源を信じ、ハートを開き、慈愛が湧いてくる人に変容します。

さらに、もっともっと自分の内側に自信を育て、高次元のエネルギーに出会い、それとともにいることです。そして中心にいて、気づきを深め、嫌なものも受け入れて、愛で溶かすのです。今を受け入れなければ、前へ進むことはできません。

そしてそれを自分自身に対しても行います。自分が完全であるからとか、あるいはよくなったら、好きになるのではなく、まずは今の自分を好きになることからはじめなければなりません。あるがままの自分を受け入れるのです。

よいときの自分だけを愛するのではなく、よくないときの自分も愛し、それを感謝して受け入れていくことが大切なのです。今までそうして歴史を積み重ねて生きた自分を、まず受け入れます。

そこから、あなたの進化、成長への旅がはじまるのです。まず修行によって、変化を利用して、内側を目覚めさせ、すみやかに浄化して変容させるのです。それは瞑想やワークにより、自分の心と体を浄めていき、変化から変容、そして永遠の存在、神への旅路となるのです。不変の自分とは、その変化しない永遠の存在、神の一部分にあたるのです。

ヒマラヤ・シッダー秘教のさまざまなワークや瞑想修行は、気づきを深め、心と体を最速で安全に浄化し、変容させ、やがてそれを超えるのです。あなたは、ほんとうの自分につながり、修行を通して源の存在にさかのぼり、さらにそれと一体となるのです。それがサマディへの道、悟りへの道です。それは、苦しみから解放への道、無知から光明への道です。

この最高の成長の道が誰でも、安全にやさしく歩めるのです。

■一日五分でできるヒマラヤ瞑想法

瞑想を起こすためには、心身の各層を思いや言葉や行為で浄めていきます。自分の奥深くにある、すべてを支える存在を信頼します。感謝します。まわりのすべてに感謝します。瞑想をはじめるときは、感謝をもち、素直な心が大切です。

◎……呼吸を使った瞑想法

まず、呼吸を使った瞑想法を紹介します。

呼吸は、心身を浄化する作用があります。酸素を供給し、新陳代謝を高め、体の毒素をすみやかに分解して軽やかにします。ですから、呼吸は浄化法になります。

呼吸のなかにはプラーナ、つまり生命エネルギーがあります。呼吸法により、さらに積極的にプラーナが供給されて、生命力が高まります。

また、心が怒っているときなどは、呼吸が乱れていることに気づくと思いますが、呼吸をリズミカルにゆっくりすることで心を落ち着かせることができます。つまり呼吸は、自律神経に深く関わり、神経の働きを調整することができます。

呼吸を静かに行うことで、呼吸は瞑想法にもなるのです。


静かに深く呼吸をして、心の乱れを鎮めるヒマラヤ瞑想。

ネガティブな心を「灰色の塊」のように想像し、両手を腹部に当てて、それを口からお腹をすぼめながらハーッと吐き出していきましょう。

ネガティブな塊を吐ききる気持ちで、息を全部吐ききります。

五回くらいやるとスッキリするでしょう。


雑念が頭に浮かんでも、それには取り合わず、流していきましょう。

あなたの心と体がクリーニングされていくのを実感できるはずです。

◎……瞑想をより深めるための準備

深く呼吸しやすい姿勢で座り、肩の力を抜くことで、瞑想はより深まり、心を無に近づけることができます。頭に雑念が浮かんでも、それらについて考えをめぐらすのではなく、どんどん流すことです。そうして、頭の中を空っぽにしていきます。

1. 心を静める安楽座

瞑想をするときの基本の座り方です。気持ちがゆったりし、体の歪みを整え、姿勢がよくなります。

座ることで体が「今」にいて、心が「今」にいる。座りつづけることは、意識が変わって楽になっていく第一歩です。この姿勢はふつうのことのように見えるでしょうが、体と心を統一していくすばらしい形なのです。

ギリシャやエジプトなども歴史が古いですが、こうした座り方はありませんでした。古来のヒマラヤのシッダーが、人間を進化させ悟っていくための修行法として瞑想を発見し、そのための心と体を静めていく座り方を発見したのです。

背骨が垂直になり。安楽座を組んだ両足が扇のように広がって、土台となり、安定してながく座っていることができるのです。

足を広げて座り、左膝を内側に曲げ、足の裏を上向けで、かかとを股に近づけます。
次に、右膝も同様に曲げ、両方のかかとを並べるように座ります。
あごを引き、背筋を伸ばし、肩の力を抜きます。
この「瞑想のポーズ」が、安楽座の完成形です。

2. 邪念を払う首まわし

安楽座に座ったら、邪念を取り払い、エネルギーを浄めて、気持ちを集中させます。

両手のてのひらを下へ向け、膝の上にのせて、目は軽く閉じます。
頭が天へ引っぱられるイメージで、背筋を伸ばします。
背骨を軸にして、ゆっくり頭を右へ三回、次に左へ三回、まわします。

◎……心の深い場所で自分と向き合うための瞑想法

ヒマラヤ秘教では、呼吸を〝意識と魂の間にあるもの〟ととらえます。安楽座の状態で、深い呼吸で喉や肺の奥まで刺激することによって、心を浄化し、穏やかな気持ちへと導きます。

安楽座のまま、鼻から深く息を吸い、吐くときは喉を振動させて、フーンと音を立てて、音に意識を向けます。
これを二十回くりかえしたら、その後静かに無心で座ります。

五分たったら、伸びをして、もとにもどります。

◎……マハヨガの呼吸瞑想法

呼吸とは意識と無意識のはざまにある現象です。その呼吸に意識を向けることによって、自分の見えない内側に気づき、内側のバランスをとることができるようになるのです。

この呼吸は、生命エネルギーを取り入れ、ストレスを浄化していきます。さらにいえば、気づきの瞑想、安らぎの瞑想でもあります。

楽な姿勢で座ります。

両てのひらを下に向け、膝の上にのせます。

目をつぶります。

背骨を伸ばして、肩の力を抜きます。

次に、自然な呼吸をします。

その呼吸の吸気に意識を向け、その流れを見つめます。
すばらしい、安らぎが満ちる世界に導かれていきます。
五分たったら、伸びをして、目を開けます。

瞑想はリラックスできる姿勢で、楽しく、気持ちよく行います。そして、無理せずに続けることが大切です。

場所は、静かで風通しのよいところを選びます。体が痛まないように、絨毯か毛布を敷くとよいでしょう。時計やアクセサリーなどははずし、動きやすい服装で行います。

◎……イメージ瞑想法

イメージ瞑想法は、右脳を開発し、右脳の働きを活発にする訓練にもなります。また、心が安らぎます。

楽な姿勢で座ります。
両てのひらを下に向け、膝の上にのせます。
目をつぶり、背骨を伸ばして、肩の力を抜きます。
しばらく静かに呼吸を見つめます。
鼻の先から出ていく呼吸を見つめます。
次に、目を閉じたまま、目の前にスクリーンを見つめます（三分間）。
このスクリーンは、視線を水平線よりもこころもち上向きにして、見つめます。
そこに、過去に行ったことのある自然の風景や思い出の場所をイメージします。
このとき、川のせせらぎや花の香りなど、具体的に思い浮かべましょう。
具体的に思い浮かべることにより、情感が湧き、イメージが強化されます。
五分たったら、伸びをして、目を開けます。

本来ヒマラヤ秘教の瞑想法は、師から直接に伝授を受けるものですが、少しでも、その恩恵をシェアしたく紹介させていただきました。
瞑想をより深めてつづけていき、意識の進化と真の幸福を得て悟りをめざすためには、ぜひ直接の指導をお受けください。

終わりにかえて

◉宇宙とひとつになる

サマディとは、時間と空間を超えて宇宙とひとつになるということです。そのサマディを私は行っています。インドにおける公開サマディだけでなく、いつもプライベートでサマディをしています。日本でも世界でも、私は真実を知りつくし、真理を人々に伝えていく使命があります。それは私のグル、ハリ・ババジと神の願いです。

サマディにおいて、私はあるときは火のようになり、あるときは川の流れのようになり、あるときは水そのものになり、あるいは地球そのものとなります。

私には心がなく、心を超えて、スピリチュアルそのもののバイブレーションになります。そして私はすべてを知りつくします。私は私という自我を超え、個を超え、宇宙そのものになります。

私は、縁のあるすべての人の魂を引き上げていくために存在します。私は個ではありません。あなた方の魂を引き上げるためにのみ、私は存在しているのです。

私が得るものはみな、あなたたちのためにあります。私が語ることはみな、あなたたちのためにあります。私の生はあなたたちのためにあります。

もしかしたら、あなたたちの魂の中で、私と縁のある人たちが、サマディを体験するかもしれません。

しかし、あなた方がサマディを行わなくても、ただ私の近くにいるだけで、あなたたちの魂は浄化され、自然に幸福が訪れます。あなたたちは私を通して、無限の真理を知ることができます。あなた方はそれを信じればよいのです。

私とともに安らぎ、笑い、瞑想し、祈ることで、あなたの中に、限りない才能と喜びが湧き出てくるのです。

あなた方の深いところのほんとうの願いが明確になり、それがかなえられるのです。

現在つらい状況にあっても、なんら心配することはありません。

私はあなた方のために祈りつづけます。あなたの魂の浄化を、そして幸福を祈ります。私のスピリチュアルな願い、私のサマディレベルの願いは、ダイレクトにあなたの魂に届くはずです。

さあ、あなたもいっしょに静けさのなかで、私のサマディに祈りを捧げてください。

◉今、祈りを捧げてください

私たちはみずからの意志で生まれてくることもできなければ、肉体が病んでも、それを自分で再生することもできません。

すべては存在の知恵によって生かされているのです。それが自然の法則であり、真理なのです。そのことをともに学んでいきましょう。

あなたの中に愛が満ちると、平和が実現します。

愛と平和、これこそがすべての肯定的なエネルギーであり、あなたの魂を傷つけずに、あなたを安らがせ、あなたがいつも神といっしょにいることができるエネルギーです。

それを実感し、神とマスターを愛し、まわりのすべてを愛し感謝します。愛と感謝を育みます。

あなたの中には大いなる愛と、そして知恵と、純粋な存在があります。

それが生かされるよう、マスターにつながり、愛を育み、あなたの心の曇りを、マスターの愛で溶かしてください。

その奥にある無限の存在から、大いなる愛、知恵をいただき、力強く生きていくことができますように。

あなたの心が善なる方向に行きますように。

信頼をもって進んでいくことができますように。


瞑想につながることにより、あなたはさらなる恩恵をいただくことができます。

安心して神とつながり、そして源泉に還ることができますように。

朝瞑想をしたあと、今日一日の無事と、すべての出会いに感謝をし、人を助け、善行を行い、肯定的に心と体を使うことができますように。

日々の祈りによって、今にいて、常に感謝をもって生きていくことができますように。

美しい思いと言葉と行為の積み重ねによって、新しいクセを身につけ、焦ることがないように。

日々の煩わしさをクリアして、よりいっそう、豊かな生につながっていきますように。

あなたの心と体を悟りのための道具として、よい方向に消化しながら、意識を進化させていくことができますように。

心を否定的な方向に使わずに、クリエイティブな方向に使い、まわりの人々の幸福を祈り、世界の平和を祈ります。

大勢の人が、聖なる存在とつながって、苦しみから解放されていきますように。あなたの愛をもっともっと強めて善なる行為を行い、まわりの人が幸せになっていくための協力ができますように。

より多くの人が創造の源につながり、神につながり、瞑想を習慣とし、しっかりと源の存在、宇宙意識につながって、祝福をいただいて、安心して生きていくことができますように。

私は神への橋となり、あなたをガイドします。橋から神の恩恵があなたに降り注ぎますように。

揺るぎない神への信頼の心を養い、その守りと安らぎをいただきます。

瞑想を通して自分の気づきを深め、自分自身がいったい誰であるのか知り、自分が成長していくための営みに思いをめぐらせてください。

無限で無辺の大いなる存在を信じます。信じることができず、自分で気づいていくためには、信頼していくことで安全に進むことができるという事実を理解します。

どうか真の幸福を求め、ほんとうの自分に出会っていくために、瞑想を習慣として、コツコツと瞑想を続け、あなたの愛を深めてください。

私は、あなたの幸せを常に願っております。私はディクシャを与え、あなたの体と心を浄め、聖地にします。

あなたはそこから、源の存在、聖なる存在につながり、ほんとうの自分に出会うのです。

最後に、この本の文庫化にあたり幻冬舎の皆さま、菊地さま、袖山さまにお世話になりました。

瞑想の詳しい本が再び、新たな形になって出版されるのは、うれしいことです。

この本で、見えない心の内側のからくりがわかり、あなたの小宇宙のこと、心の理解と意識の進化の助けになることと思います。

さらに加えて心を浄めるような生き方を進めます。自分を愛し、日々出会う方の奥深くの純粋性を信頼し、人を助け、世の中により潤いがもたらされますように。

それがあなたの心をほぐし、よりよいエネルギーを満たすことになるでしょう。

ヨグマタ相川圭子（あいかわけいこ）

女性で史上初、「究極のサマディ（悟り）」に達したインド政府公認のシッダーマスター（サマディヨギ／ヒマラヤ大聖者）。現在、会うことのできる世界でたった2人のシッダーマスターのうちのひとり。仏教やキリスト教の源流である5000年の伝統を持つヒマラヤ秘教の正統な継承者。1986年、伝説の大聖者ハリババジに邂逅。毎年ヒマラヤの秘境で修行し、死を超え、そこに何日もとどまる究極のサマディを成就し究極の真理を悟る。神我一如、最終解脱をはたす。1991～2007年、計18回インド各地で世界平和と愛をシェアするための公開サマディを行う。2007年、インド最大の聖者協会から精神指導者の最高の称号「マハ・マンダレシュワリ（大僧正）」を授かる。日本にて30代から約40年にわたり朝日、読売、NHKのカルチャーセンターなどでヨガ教室を指導・監修、および真の生き方を講演する。ヒマラヤディクシャを伝授し、ヒマラヤ瞑想の伝授と研修、合宿を行う。欧米でも同様に行う。2016年6月と10月、2017年5月に国連の各種平和のイベントで、主賓としてスピーチをする。著書は、『心を手放す ヒマラヤ大聖者の人生を照らす言葉』（大和書房）、『ヒマラヤ聖者のいまを生きる知恵』（PHP文庫）、『ヒマラヤ大聖者のマインドフルネス』（幻冬舎）、『八正道』（河出書房新社）、『The Road to Enlightenment』（Kodansha USA）など多数。2017年4月よりTBSラジオにて生き方を語る。

〈問い合わせ先〉
ヨグマタ相川圭子主宰　サイエンス・オブ・エンライトメント
ＴＥＬ：03-5773-9870（平日10時～20時）
ＦＡＸ：03-3710-2016（24時間受付）
ヨグマタ相川圭子公式ホームページ　http://www.science.ne.jp/

この作品は二〇一一年十二月学研より刊行された『心がとけると愛になる』を改題、加筆修正したものです。

瞑想で愛の人になる

ヒマラヤ大聖者のシンプルな智慧

相川圭子

平成29年10月10日　初版発行

発行人――石原正康
編集人――袖山満一子
発行所――株式会社幻冬舎
〒151-0051東京都渋谷区千駄ヶ谷4-9-7
電話　03(5411)6222(営業)
　　　03(5411)6211(編集)
　　振替00120-8-767643
印刷・製本―中央精版印刷株式会社
装丁者――高橋雅之

幻冬舎文庫

ISBN978-4-344-42668-9　C0195　　心-9-2

幻冬舎ホームページアドレス　http://www.gentosha.co.jp/
この本に関するご意見・ご感想をメールでお寄せいただく場合は、
comment@gentosha.co.jpまで。